黄培新临证经验集

主　审　黄培新

主　编　蔡业峰　倪小佳

副主编　王睿弘　翁銮坤　孟苗苗

编　委（按姓氏笔画排序）

王睿弘　文龙龙　刘玲玲　苏巧珍

吴梁晖　孟苗苗　赵　晶　倪小佳

翁銮坤　黄静妍　蔡业峰　廖映迪

全国百佳图书出版单位
中国中医药出版社
·北　京·

图书在版编目（CIP）数据

黄培新临证经验集／蔡业峰，倪小佳主编 . —北京：
中国中医药出版社，2021. 8
ISBN 978-7-5132-7089-2

Ⅰ . ①黄…　Ⅱ . ①蔡…　②倪…　Ⅲ . ①中医临床—经
验—中国—现代　Ⅳ . ①R249. 7

中国版本图书馆 CIP 数据核字（2021）第 150523 号

中国中医药出版社出版

北京经济技术开发区科创十三街 31 号院二区 8 号楼
邮政编码　100176
传真　010-64405721
三河市同力彩印有限公司印刷
各地新华书店经销

开本 880×1230　1/32　印张 8.5　彩插 0.25　字数 164 千字
2021 年 8 月第 1 版　2021 年 8 月第 1 次印刷
书号　ISBN 978-7-5132-7089-2

定价　49.00 元
网址　www. cptcm. com

服 务 热 线　010-64405720
购 书 热 线　010-89535836
维 权 打 假　010-64405753

微信服务号　zgzyycbs
微商城网址　https：//kdt. im/LIdUGr
官 方 微 博　http：//e. weibo. com/cptcm
天猫旗舰店网址　https：//zgzyycbs. tmall. com

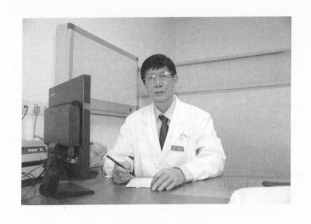

黄培新教授

主任医师、教授、博士生导师、博士后合作导师，广东省名中医，享受国务院政府特殊津贴，现任广东省中医院脑病中心主任导师，兼任中华中医药学会脑病分会终身名誉主任委员、广东省中医药学会终身理事、广东省中医药学会脑病专业委员会终身名誉主任委员。

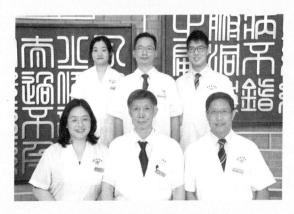

主审黄培新与本书主编、副主编合影

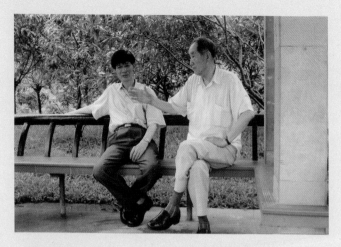

黄培新与国医大师任继学探讨学术（2003 年 6 月，广州）

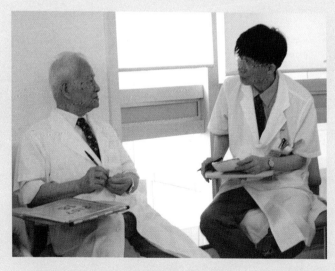

黄培新与国医大师邓铁涛教授查房，共商诊治策略

（2004 年 6 月，广州）

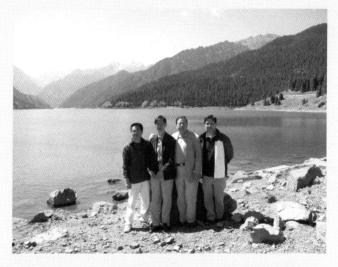

黄培新主持"十五"国家科技攻关计划项目期间，与沈宝藩
（现为国医大师）、项目骨干蔡业峰和郭建文合影留念（2005 年，新疆）

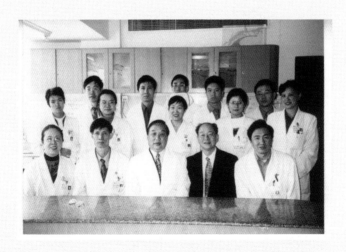

黄培新与国医大师张学文查房、探讨临床问题（2006 年，广州）

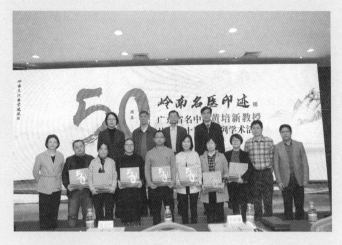

黄培新从医50年周年学术活动（2020年，广州）

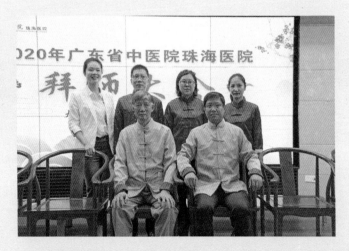

黄培新携蔡业峰出席拜师仪式（2020年，珠海）

主编简介

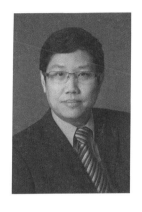

蔡业峰，医学博士、主任医师、教授、博士生导师，现任广东省中医院脑病大科主任，中国中医科学院中青年名中医，国医大师任继学教授学术经验继承人，美国约翰斯·霍普金斯大学（Johns Hopkins University）访问学者。兼任中华中医药学会脑病分会主任委员，广东省中医药学会脑病专业委员会主任委员，广东省中西医结合学会卒中专业委员会主任委员。

临床方面，师从国医大师任继学教授、伤寒论大家郝万山教授、广东省名中医黄培新教授，勤求古学，善于思考，博采众长，于2007年获得中华中医药学会授予的全国首届中医药传承高徒奖，2008年获得中华中医药学会授予的第二届全国百名杰出青年中医提名奖，2021年荣获国家卫生健康委脑卒中防治工程十周年"精英楷模奖"。

科研方面，师从著名临床流行病学专家徐希平教授，聚焦临床问题，善于发现、提炼科学假说，运用普适性科学方法兼顾中医的特殊性，开展中西医结合临床和基础研究。主持国家及省部级课题14项，主持编写循证实践指南1部，以第一作者或通讯作者在《Stroke》《Neurology》等国际知名神经科杂志发表SCI论文20余篇，主编、副主编专著10部，获得省部级科技奖11项。

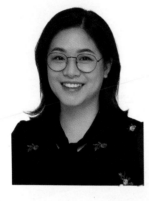

倪小佳，澳大利亚皇家墨尔本理工大学哲学博士，广州中医药大学中西医结合临床专业硕士。现任职于广东省中医院脑病中心、中医药防治脑血管病转化医学研究团队副研究员，兼任中华中医药学会脑病分会青年委员副主任委员、中国中西医结合学会循证医学专业委员会青年委员。主编、副主编中英文专著3部，发表中英文学术论文40余篇，参与制订指南及专家共识3部。跟诊黄培新教授10余年，是黄培新广东省名中医传承工作室的骨干及本书的主要执笔人。

张序

　　黄培新教授在广东省中医院从事中医药事业的医、教、研工作已达半个世纪，学验俱丰，融汇中西，中西医理论功底扎实，临床思辨独具匠心，是吾在杏林学界的挚友。近闻《黄培新临证经验集》将付梓出版，吾由衷表示祝贺，以造福民众。

　　黄教授德艺双馨，医德高尚，医风端正，学风严谨，荣获各类医、教、研奖励，硕果累累，是中医药界的后学者的楷模。

　　黄教授师古不泥，博采众长，在长期的临床工作中逐渐形成了独具风格的学术思想，临证思辨强调"辨证"与"辨症（病）"相结合，深化了中医病机的新认识，显著提高了诊治效果，尤其对中医脑病系列病种辨治的理、法、方、药，丝丝入扣，一线贯穿，为学界认可，更为后学者提供了不可多得的借鉴佳品。

　　为了促使中医药事业的蓬勃发展，守正创新中医药学术，坚信此书可达到推波助澜之力，故乐之为序。

张学文

陕西中医药大学

2021 年 2 月 1 日

　　中医药凝聚了中华民族数千年的智慧和经验，传承和发展好中医药是全体中医药人义不容辞的使命和责任。名老中医药专家是传承和发展中医药学术的杰出代表，他们的学术思想和临证经验集中反映了当代中医药的学术特点和理论特征。认真客观地总结名老中医的学术思想和临证经验是传承和发展中医药的一大重点。

　　广州中医药大学黄培新教授是岭南中医的一代名家，从事中医、中西医结合临床、教学、科研工作50余年，学贯中西，有深厚的中西医理论基础和丰富的临证经验，尤其在中医脑病学的临床诊疗和实验研究方面有深厚的造诣，对中风病和众多疑难脑病的论治有独到的认识和丰富的论治经验，形成了系统、特色的诊疗方法。黄教授医术精湛，医德高尚，在临床中亲切关怀病人，在教学中敦敦教导学生，奖掖后进，是当代的精诚大医。

　　本书从实际出发，总结了黄教授从事医学教研50余年来颇具创新的学术思想和丰硕的临床经验成果，尤其较全面地总结了黄教授运用中西医结合方法对脑血管疾病的辨治经验，更显匠心独具。该书具有较高的理论参考价值和临床实用价值，相信本书的出版将为中医和中西医结合的临床和教学科研工作提供有益的帮助。

　　黄培新教授乃余之学弟、好友，就该书之行将出版索序于我，今谨以此文表达我的颂贺之忱。

沈宝藩

新疆维吾尔自治区中医医院暨新疆医科大学附属中医医院

2021 年 2 月 2 日

  黄培新教授为广东省名中医，享受国务院政府特殊津贴，现任广东省中医院脑病中心主任，兼任中华中医药学会脑病分会名誉主任委员、广东省中医药学会终身理事、广东省中医药学会脑病专业委员会终身名誉主任委员，至今仍工作于临床一线。黄培新教授1970年毕业于广州中医学院（现广州中医药大学）医疗系中医学专业，毕业后一直在广东省中医院（广州中医药大学第二临床医学院）从事内科医疗、科研、教学工作，至今50余年。20世纪70年代得益于广东省名老中医岑鹤龄、林夏泉帮带，在中医理论及临床技能方面得到很大提高。又于1986—1987年在中山医科大学第一附属医院神经内科全国进修班进修学习，研习现代神经病学，学贯中西，有较深厚的中西医理论基础和临证经验，擅长神经内科疾病的中医、中西医结合治疗，长期潜心于神经内科的临床与实验研究，尤其对神经内科疑难杂症的论治有独到见解。其思辨特点主要体现在理论大胆创新，临证思辨强调"辨证""辨症"结合，开创"病–证–症结合"（先辨病，再辨证，注重症状）的临床思维模式。

除了对中风病形成了自己的理论和治疗体系外，黄培新教授对神经内科常见病和疑难杂症的处理也有其独特的认识和丰富的临床经验，倡导"风痰"在神经系统疾病发病中占有重要地位，善用中医手段诊疗眩晕、头痛、中风病、不寐、郁证、面神经炎、帕金森病、坐骨神经痛、癫痫、三叉神经痛、痴呆、带状疱疹等，主持制定了中风病、眩晕等专科专病诊疗规范，缩短了患者的住院时间，减少了住院费用，提高了临床疗效，获得了较满意的社会效益和经济效益。

黄培新教授在广东省中医院工作期间，曾任广东省中医院神经内科副主任、神经内科主任、大内科主任、脑病中心主任，同时担任内科教研室主任、急症教研室主任。经过多年的努力建设，医院脑病中心从1个科室发展成为具有7个临床科室的中西医结合、内外科结合的全国重点专科，得到全国脑病同行的认可。获"全国卫生系统先进工作者"，广州中医药大学"新南方教学奖"优秀教师，优秀博士后指导老师，"十五"期间"211工程"重点学科建设优秀学科学术带头人等称号。科研方面，黄培新教授为"九五"国家科技攻关"高血压性中、大量脑出血血肿清除术和中医药治疗的研究"课题主要研究者，该专题被国家科技部授予国家重点科技攻关计划优秀科技成果奖及中华中医药学会授予科技进步一等奖，主持"十五"国家攻关前期重大课题"中风病急性期综合治疗方案研究"项目；

并获广东省科学技术二等奖，参加国家级与省级课题多项，获省级以上奖励6项。培养博士后3名，协助培养6名；培养博士研究生8名，硕士研究生14名。发表中西医脑病专业学术论文70余篇，出版专业著作7部。

全书分为上下两篇。上篇为学术思想及临证经验，主要集中论述黄培新教授关于脑病的学术经验和思路。下篇为医案选录，选取了各类常见脑病和疑难病的代表性医案，以具体展现黄培新教授的临证思路和用药经验。

由于笔者的学术水平和临证经验有限，与黄培新教授仍有较大差距，本书在编写中难免有不足之处，或未能完整、准确地整理其学术思想和经验，希冀读者予以斧正，以期进一步提高和再版时修订完善，为中医脑病学科的传承和发展作出更大贡献。

蔡业峰

2020 年 12 月 12 日

目录

上 篇
临证经验

下　篇

医案选录

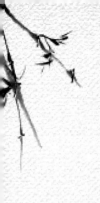

上 篇

临证经验

第一节　神经内科疾病应重视从风痰论治

在中医理论中，风邪属六淫之一，为百病之长；痰是体内津液异常代谢而产生的病理产物，其致病多样，容易导致各种复杂的临床表现。早在《黄帝内经》时代，当时的医家就总结出了"诸暴强直，皆属于风""诸风掉眩，皆属于肝"等内容。和西医学相参，中风、偏瘫、癫痫、痉挛等与神经系统密切相关的疾病都与风邪关系密切，可以说风邪是神经系统疾病的重要病因之一。痰具有致病广泛、病势缠绵的特点，发病遍及头项四肢至胸腹躯干，与多个脏腑的病变均有关，能够引起全身各处的多种临床病证，尤其与各类疑难杂症的发病有关。因此古人认识到了"百病多由痰作祟"，对于临床上的怪病、久病、疑难病都应重视从痰论治。

黄培新教授认为，要重视风痰在神经系统疾病中的致病作用，尤其对于神经系统的疑难杂症而言，风痰阻滞经络是重要的发病机制。在对疾病进行辨证论治的基础上，要采用祛风涤痰的治疗方法。本节主要论述脑血管疾病、癫痫、面瘫、面肌痉挛、三叉神经痛、丘脑痛的神经系统病证等从风痰论治的方法，冀以拓宽临床治疗思路，提高临床疗效。

一、中医理论认识

黄培新教授认为，神经系统的疑难杂症和其他内科的疑难杂症一样，首先要注重对痰的论治。痰是体内津液异常代谢产生的病理产物，其临床症状复杂，变幻多端且可以游走于全身，会在不同的部位引发各种症状。《类证治裁》指出："痰在肺则咳，在胃则呕，在心则悸，在头则眩，在背则冷，在胸则痞，在胁则胀，在肠则泻，在经络则肿，在四肢则痹，变幻百端。"《丹溪心法》则谓："痰之为物，随气升降，无处不到。"除了发病部位和症状复杂多变以外，痰还容易导致各种怪病或疑难杂症的出现。元代王硅在《泰定养生主论·痰》中提出"无端见鬼、似祟非祟，悉属痰候"，明代张三锡在《医学六要》中也指出："痰饮变生诸症，形状种种杂病，不当为诸杂病牵制作名，且以治痰为主，痰饮消则病愈。"可见，历代医家论治各类杂病、疑难病多从痰入手。

在神经系统的疾病中，痰更是重要而常见的致病原因。首先，痰会阻碍经脉气血运行，导致气血运行不畅，肢体躯干及筋脉失于濡养，而致痹证、痿证、颤证等肢体麻木、屈伸不利，甚至半身不遂的病证。其次，痰会阻滞气机升降出入，导致清阳失布，浊邪上扰清窍而致眩晕，出现头晕、困重、耳鸣、恶心等症状，甚则脑络失荣，脑窍蒙蔽而致头痛，或痰瘀互结，脉络痹阻，最终气血逆乱、阴阳失调而致中风。再者，痰会蒙蔽神明，致使神机失用，或因痰热内扰，心神不宁而致不寐；或因痰气郁结，上扰清窍，心神失守而致癫狂；或因痰浊闭窍，气机逆乱，元神失控而致痫证；或因痰浊上蒙，髓海空虚而致痴呆。总而言之，痰致病广泛而复杂，临床上众多神经系统的疾病，尤其是疑难杂症，都与痰有关系。

风为六淫之首，百病之长，其性轻扬而善行数变，风邪致病主要有发展迅速、容易侵袭阳位、发作急骤等几方面的特点。《素问·阴阳应象大论》指出"风胜则动"，风邪致病最主要的特征是导致动摇不定的病症，常表现为眩晕、震颤、抽搐、角弓反张、直视上吊等症状。在西医学的认识中，常见的神经系统疾病如脑血管意外、高血压脑病、癫痫证、帕金森综合征、面神经麻痹、面肌痉挛等都属于中医的风病范畴。现代研究结果认为，该类病证和中枢神经系统或周围神经系统病变有关。

二、神经系统常见疑难杂症

（一）脑血管疾病

1. 中风

中风病是常见的脑血管病之一，以猝然昏倒，不省人事，半身不遂，口舌歪斜，语言不利为主症。由于中风病临床发病迅速，变化多端，具有昏迷、仆地、抽搐等症状，这与"风性善行数变""风胜则动""诸风掉眩"的特征有关，因此被冠以"中风"之病名，历代医家对于中风病的论治都有所研究，也认为风邪是中风病发病的一大重要原因。中风病是由于风邪内扰，气血逆乱，阴阳失调而突发。痰浊是中风病发病的重要因素，由于正气亏虚，饮食不节，痰浊内生，风痰阻络，经脉不通，气血阻塞，因而发病。无论在中风病的急性期或是恢复期，风痰为病都是重要的病机。在急性期，由于风痰阻络，肝阳化风，痹阻脉络，而发手足麻木、口舌歪斜、舌强言謇等症；而在恢复期，则由于气血亏虚，风痰阻络，出现半身不遂、肢体麻木、肌肉无力。

风痰在神经系统疾病中致病广泛，多种脑血管疾病都与风痰有关。中风为最常见、最重要的脑血管疾病之一，风痰是其重要病因，不少与中风相关的脑血管疾病也都有风痰致病的因素，例如动脉粥样硬化、后循环缺血眩晕、短暂性缺血发作等，具体内容将在下文逐一进行论述。

2. 动脉粥样硬化

动脉粥样硬化在病理基础上体现为动脉内膜增厚，斑块形成，引起血管壁变硬、弹性变差，管腔狭窄、闭塞及斑块脱落等，而由脑血管动脉粥样硬化引起的临床病症则主要有各类脑血管意外，或眩晕、头痛等症状。从中医的角度来看，动脉粥样硬化这一病理变化与中医理论中的"痰浊"概念有相联系之处，由于气津不行，津留成痰，痰浊内盛，壅于脉管，脉道不利则气机不畅，血流不通，影响血液的运行，引发脑血管相关疾病。动脉粥样硬化的形成和血脂水平关系密切。血脂的升高也和中医的"痰浊"有关。西医学所言与动脉粥样硬化的发生和发展密切相关的，主要是指血浆中的甘油三酯和胆固醇。血浆总胆固醇、低密度脂蛋白及甘油三酯水平的升高，是引发动脉粥样硬化的重要原因。动脉粥样硬化的发生和发展除了与遗传因素有关以外，还与饮食摄入因素有关。这一观点与中医学的观点相似，平素嗜食肥甘厚味，容易伤及脾胃，脾失运化、胃气失和，食浊不化，聚而成湿，凝而为痰，滞于脉道，凝聚血中，血行不畅，故成此疾。痰浊之邪亦可阻滞气机，困厄脾气，加剧湿浊形成，浸淫血脉，浊留于脉，凝结成块。

古代医家很早就认识到了痰浊内阻、动风致病的联系，《素问·通评虚实论》曰："凡治消瘅、仆击、偏枯、痿厥、气满发逆，肥贵人则高粱之疾也。"多食肥甘厚腻，气滞痰阻，中焦不运，导致清阳不举而浊邪内积，容易引发"仆击""偏枯"等病证。张三锡指出："中年肥盛富贵酒肉辈，头时眩晕，手足作麻，久久不治，必成偏枯。"眩晕、中风等病证多归因于风邪为患，即中医理论中"风胜则动"的概念，由于痰浊内生，气血不通，故见风动之症。

3. 后循环缺血眩晕

后循环缺血导致的眩晕是中老年人的常见病症。西医学认为，后循环缺血是由于各种原因引起后循环动脉狭窄或闭塞导致脑干、小脑或枕叶皮层的缺血。后循环缺血常常以发作性眩晕为主症，伴或不伴耳鸣、恶心、呕吐、头痛、共济失调、肢体麻木、意识障碍等症状。正所谓"诸风掉眩，皆属于肝""无痰不作眩"，从中医的角度来看，这与风痰上扰、肝风内动的病机有关。后循环缺血发病多急骤，症状较为剧烈。急性发作期主要是风痰上扰，风为阳邪，易袭上位，起病迅速，又风性主动，所以容易导致眩晕症状。痰在该病发病中占有重要地位，痰饮内生可随气升降，无处不至，痰饮阻滞，清阳不举，清窍失养，浊邪上攻导致眩晕发作；痰饮与风相引，扰动气机，则更容易引发或者加重眩晕、恶心、呕吐。从其发病症状而言，后循环缺血眩晕与风痰的关系密切。

另一方面，后循环缺血眩晕的主要病理基础是后循环血管动脉粥样硬化，导致血管狭窄甚至闭塞，脑干和小脑等组织供血受阻。动脉粥样硬化与风痰之间的联系已在前文论述，风痰瘀阻脉络，气血不通则容易引发眩晕、头痛的症状。随着症状的进一步加重，动脉狭窄和闭塞程度加深，侧支循环受阻，则有可能引起更严重的脑血管疾病，如后循环梗死，发为中风病。

4. 短暂性缺血发作

短暂性脑缺血发作（transient ischemic attack，TIA）是一种反复发作的局部脑供血障碍导致的短暂性神经功能缺损，是脑卒中的先兆，属于中医理论中"中风先兆"的概念范畴。短暂性脑缺血发作，主要临床表现为一过性眩晕，视物不清，偏侧肢体麻木无力，且反复发作，24 小时内可恢复，且影像学检查无明显的责任病灶。古代医家已对此病有所认识，或冠以"小中风"之名，《景岳全书·杂证谟》言："但忽运而忽止者，人皆谓之头运眼花；卒倒而不醒者，人必谓之中风中痰。不知忽止者，以气血未败，故旋见而旋止，即小中风也。"黄培新教授认为，TIA 的发病特点具有"风"和"痰"的特征，此病起病急，发病迅速，短时间内可恢复，又反复发作，且易出现眩晕、视物昏花、肢体无力的症状，与风邪致病迅速，来去轻扬，性易动摇的特点相似；另一方面 TIA 发病迅速，无明显病灶，忽起忽去，似祟非祟，其症状变化多端，难以捉摸，这与痰致杂病的特点相似。因此对于 TIA 的认识可从风痰致病考虑，由于正气虚衰，肝风内动，痰饮内生，风痰上扰，经脉阻滞，气血不通，清窍失养，筋脉不濡，故突发眩晕、恶心、呕吐；且风性易行，痰浊多变，发病变化迅速，症状多端，对于此证的论治也可考虑从风痰入手，拓宽治疗思路。TIA 为中风先兆，其继续发展，则风行愈劲，痰浊阻闭，上扰元神之府，导致经络阻滞，气血逆乱，阴阳失衡，则发为中风病。

（二）癫痫

癫痫是多种原因引起脑部神经元群阵发性异常放电所致的一系列发作性运动、感觉、精神、自主神经等功能异常的疾病，以突发意识丧失，跌仆倒地，神志不清，面色苍白，牙关紧闭，口吐涎沫，手足抽搐，两目上视，并发出猪羊叫声，不久渐渐苏醒，症状消失，全身疲乏无力为临床表现，属于中医学"痫证"范畴。由于其具有发病迅速、昏仆倒地、手足抽搐等症状，与风的特征相同，属风邪为患，明代楼英在《医学纲目·癫痫》中记载："癫痫者，痰邪逆上也……孔窍不通。故耳不闻声，目不识人，而昏眩仆倒也。"由于"百病皆由痰作祟"之说，凡痰浊内积，一时起居失当，遂致气机逆乱，积痰内动，生热动风，壅塞经络，闭塞心窍，上扰脑府而发为痫证。故就其病因病机而言，和风痰的关系十分密切。

在西医学对癫痫的研究中，最重要的一项检查为脑电图。在癫痫的中医分型中，风痰上扰证属于实证类型，从临床辨证来看，实证多以邪气盛、正气充为主要矛盾；而从西医学发病特点看，则多属于强直发作或强直—阵挛性发作等，实证脑电波多以尖、棘、快波为主，多由于神经元兴奋性异常增高而致。这种神经元的兴奋增强与中医的邪正充盛、正邪交争的论述有相参之处。

现代药理研究也发现，某些具有息风止痉、化痰通络的药物具有抗癫痫的药理作用。例如从中药钩藤中提取的钩藤碱，是钩藤发挥息风止痉作用的重要单体，钩藤碱可以通过调控免疫应答和神经营养因子信号通路，抑制中枢神经系统突触传递及钙离子内流。石菖蒲具有醒神豁痰之功效，临床主治癫痫、健忘等神经系统疾病。石菖蒲的提取物——石菖蒲挥发油抗痫疗效确切，可提高脑内类胰岛素神经生长因子-1含量，从而减轻氧化应激和兴奋性氨基酸对神经元的毒性作用，表达了石菖蒲挥发油的广谱抗痫特性。天麻具有平肝息风定惊之功效，临床多用于治疗头痛、癫痫、抽搐等神经系统疾病。天麻的甲醇提取物是其发挥抗痫作用的有效成分，可显著延长癫痫发作潜伏期并缩短癫痫持续时间。

（三）面肌痉挛与面瘫

1. 面肌痉挛

面肌痉挛，属于中医学"瘈疭"的范畴，临床多表现为阵发性半侧面肌不自主抽搐，多从一侧下睑开始，逐步发展至同侧口角抽搐，临床多伴有眩晕、耳鸣、头胀不适、烦躁等症状，常因紧张、疲劳等原因诱发或加剧。

黄培新教授认为，风痰阻络也是面肌痉挛的重要病机。患者或因正气不足，脉络空虚，腠理不固，风邪夹痰入中面部三阳之经，而致使颜面肌腠经络痹阻，气血运行不利，肌肉筋脉失于濡养，故致面肌拘急弛纵。风为阳邪，易袭阳位，且临床上多伴有眩晕、耳鸣、头胀的症状，为痰湿内阻，清阳不举，清窍失养的表现。"风胜则动"，面部疾患有抽搐痉挛的症状特点，要首先考虑风邪致病的因素，在治疗上以祛风散表为基础治法；另一方面，面肌痉挛在临床上或有多种表现和伴随症状，对于怪病杂病也要兼顾从痰论治。因此祛风化痰止痉是治疗面肌痉挛的重要治则。

2. 面瘫

面瘫即周围性面神经瘫痪，大多数是由急性非化脓性茎乳突孔内的面神经炎引起，故又称周围性面神经炎。临床表现以单侧多见，突然发现一侧面部表情失控，睁眼时前额皱纹消失，不能做皱额、蹙眉、露齿、闭目鼓气和吹口哨等动作，眼裂变大，闭合不全，眼睑外翻；鼻唇沟变浅，人中沟歪向健侧，口角下垂等症状，属于中医学的"口眼㖞斜""吊线风""卒口僻"等范畴。中医认为，本病的发生是由于患者素体痰湿内盛，复感受风寒之邪，致使面部肌肉痉挛收缩，口眼㖞斜而发为面瘫。风痰上扰阻络是面瘫发生的重要原因。风属阳邪，易袭上位，其性轻扬开窍，善于走窜而客于经络之中，阻滞气机运行，又夹有痰浊阴邪为患，气血痹阻，面部筋脉失养而致面瘫。

黄培新教授认为，对面瘫的诊治首先要从风邪入手。风为百病之长，易夹其他病邪同病，又易袭人体上部，故头面诸症都可考虑风邪致病的因素；另外杂病也要重视痰浊为患的病机，对于猝然口眼㖞斜，舌苔厚腻，或胸腹胀满的患者，可首先考虑风痰致病，重视祛风胜湿化痰的治法，祛风痰而面络自通，筋肉得养而自复。

（四）三叉神经痛

三叉神经痛是指累及面部，限于三叉神经的一支或几支的分布区反复发作的阵发性剧痛，是最典型的神经痛。本病属于中医学中"面痛""偏头痛""头风"等范畴。三叉神经临床发病多无先兆，为骤然发生的闪电样、短暂而剧烈的疼痛，严重者伴有面部肌肉反射性抽搐，口角歪斜等症状。本病发于头面部，发病迅速，与风性易袭阳位，轻扬走窜的特征相同，《丹溪心法》谓："伤风头痛或半边头痛，皆因冷风所吹，遇风冷则发。"风邪易与其他病邪夹杂上扰，其中风痰上窜也是重要的病机，由于风痰阻滞面部三阳经，气血凝滞不通而发为疼痛，在治疗上可以采取祛风化痰、通络止痛之法。

治疗三叉神经痛的药物，多具有祛风通络止痛的功效。通天口服液，具有活血化瘀、祛风止痛的功效，适宜治疗各种头痛；实验结果表明，其具有明显减轻化学刺激、热刺激所致疼痛的作用，其中的川芎、赤芍等能调节血管，改善血流量，促进微循环恢复，达到缓解疼痛或缩短疼痛时间的作用。独一味胶囊，含有多种镇痛抗炎和提高机体免疫功能的有效成分，如黄酮皂苷、环烯等具有活血化瘀、消肿止痛、疏通经络、扩张血管、降低阻力、解除压迫、缓解肌肉痉挛的作用，还能促进巨核细胞增生，从而明显升高痛阈，改善疼痛。

（五）丘脑痛

丘脑痛是丘脑膝状体动脉或穿通动脉缺血性病变所致的丘脑综合征的主要临床表现之一。以丘脑病灶对侧肢体自发性疼痛为特点，常伴患肢无力、麻木等，隶属中医"中风""痹证"范畴。丘脑痛的临床特点为肢体出现剧烈的、难以形容的自发痛或激发性症状，剧痛为持续性，可突然加重，也可因强光、风吹、特殊气味、高尖声音及情绪等刺激而加剧，其疼痛性质多种多样，有灼烧感、麻刺感、冷感和难以描述的痛感。目前中医对丘脑痛病机的认识，多集中在寒凝脉络、气虚血瘀、阴虚风动和瘀血阻络等几个基本方面，最后导致血脉凝涩，气血不通，不通则痛。

黄培新教授认为，对于丘脑痛的论治可从风痰入手，考虑风痰在其中的附加病机。丘脑痛发病突然，变化迅速，诱因多样，无明确的症状，正合风邪为病轻扬走泄的特点，其疼痛症状多样而难以描述，情形百变，莫可名状，发为种种杂病，也符合痰病多怪的特点。对于丘脑痛，尤其是脑血管意外后局部循环障碍导致的丘脑痛，要重视风痰阻滞经络的病机。神经系统的疑难杂病除了基本的辨证论治以外，可额外考虑风痰的致病作用。对于某些卒中后的肢体麻木或疼痛虽有正气亏损、肝肾不足的原因，但更有风痰阻滞经络，气血不通，肢体筋脉失去濡养而导致发病的直接病机。针对此类病症的论治，黄培新教授认为可以在辨证论治的基础上，加用息风止痉、祛痰通络的药物，例如胆南星，能够有针对性地祛风除痰，提高临床疗效。

黄培新教授认为论治神经系统的疑难杂症要重视风痰的致病作用。总体而言，风痰致病具有风邪和痰邪的致病特性，症状上可表现为起病传变迅速、易袭阳位、昏仆动摇、症状多变不定。同时也应当认识到，虽然风痰是神经系统疾病的重要致病因素，但绝不是唯一因素，对于各类临床杂病的论治仍然不能脱离基本的辨证而独论风痰。对于神经系统的疑难杂症从风痰论治，应该灵活看待，将其作为基础辨证论治上的一种补充和裨益，以拓宽临床思路，从更多角度认识疾病。

参 考 文 献

［1］吴犀翎，陈文强，黄小波，等．难治性癫痫中医虚实证候与脑电图及其与 NGFs 关系的研究．中国中医急症，2015，24（7）：1156-1158.

［2］袁旭，李政，王晓天，等．中药及其有效成分在抗癫痫中的作用与机制．中国中药杂志，2019，44（1）：9-18.

［3］樊淑彦，冀国荣，詹文红，等．中药对三叉神经痛的治疗作用．临床荟萃，2006（15）：1133-1134.

第二节 治风先治血的临床应用思路

"治风先治血，血行风自灭"可谓是中医界一句耳熟能详的名言，自古以来在临床内、外、妇、儿各科均有所发挥运用，可见其必有贯穿临床实践的共性内涵，值得后人深入剖析。正如《黄帝内经》（简称《内经》）所言"知其要者，一言而终，不知其要者，流散无穷"，黄培新教授常常教诲我们学习中医就是要善于抓住前人为我们总结的"一言"。临床上抓住前人的一句话往往就能抓住疾病的诊治要点，从而避免"流散无穷"的弊端。"治风先治血"就是对风病证治高度概括的一句话，既强调了风与血在中医理论上的高度相关性，也指出了在治法上治血对治风的重要性。

"治风先治血"源自南宋陈自明在《妇人大全良方·妇人贼风偏枯方论》中对妇人中风证治的论述，原文为"医风先医血，血行风自灭"，后被李中梓、朱丹溪等人引用。李中梓所著《医宗必读·真中风》中将"医风先医血"改为"治风先治血"，自此成为"治风先治血，血行风自灭"之千古名言。随着历代医家对该法的实践运用，"治风先治血"具有更加丰富的内涵，"治风"已不再局限于中风病的治疗，在癫痫、颤证、瘾疹等内风、外风疾病中均有所应用。而"治血"也不再局限于"血行风自灭"，后世医家亦将其丰富为"养血风自灭""血和风自灭""血活风自灭""血足风自灭"等，在临床治疗有了更多更灵活的手段。

一、风血相关

"治风先治血"，顾名思义就是在疾病诊治过程中，用治血的方法对辨为风病的疾病进行治疗的策略。要明白治血为何可以治风，就需要深刻理解中医理论中风与血的密切关系。

风易伤血动血。《素问·至真要大论》言："诸暴强直，皆属于风。"此谓暴毙、肌肉强直之类的疾病，均与风邪致病相关，如中风、癫痫、痉病等。而《素问·调经论》又言："血之与气，并走于上，则为大厥。"可见中风病不仅与风邪有关，亦与气血逆乱并走于上有关。为何气血会并走于上？《素问·生气通天论》已经告诉我们："大怒则形气绝，而血菀于上，使人薄厥。"肝主怒，血菀于上的原因是肝阳化风，鼓动气血上亢于头脑；脑为神明之府，神明逆乱，则发为薄厥。可见，《内经》已经说明，风性主动，易动血伤血。此外，风易化燥化热，燥能耗血，热亦能动血。正如《血证论》所云"无论热风寒风，风总属阳"，风易"犯人血分"，所以风中于人，常常引发动血伤血的病机。

不仅风能伤血，血也能生风。《素问·调经论》云：

"形有余则腹胀，泾溲不利；不足则四肢不用，血气未并，五脏安定，肌肉蠕动，命曰微风。"人身形体，皆赖于气血的濡养，若气血不足，筋骨肌肉得不到濡养，就会产生动风的症候，此即血虚生风。此外，热伏血分，血热蒸腾，亦可产生动风动血之证，如高热惊厥等，即血热生风。

肝为风木之脏，风邪致病常同气相求而伤于肝，因此认识风病还应深入认识肝的生理与病理。肝体阴而用阳，其生理机能的正常发挥有赖于肝血充沛。肝血虚则不能制约肝阳，便可导致肝阳化风之候，而肝气急、肝气疏泄太过亦能劫伤肝阴，导致阴血不足的诸多证候。由此可见，肝气与肝血就是阴阳互根互用、相互制约的关系，不可分割，同时也映射了风与血之间的密切关系。

由此可见，风与血在中医理论当中具有密切的关系。血能生风，风亦能伤血，两者常常相互联系，互为因果，在病机上相互纠缠不可分割。

二、治风先活血

《血证论》言"血行，则风在血分者，随之而行"，是对活血息风法的经典诠释。比如中风病的治疗，不论缺血性中风还是出血性中风，黄培新教授都不离活血法。中风虽为风病，有猝然昏倒、口眼㖞斜、眩晕头痛等风候，病机复杂多样包括风、火、痰、瘀、虚等，但其病变部位在脑窍血脉，病属血分。血脉痹阻脑络则为缺血性中风，血溢脉外则为出血性中风，这在现代发达的影像学检查技术验证下已确之凿凿，所以中风病位在血分无疑，治血是必然。而血凝滞于脉中为瘀血，血溢脉外为离经之血亦为瘀血，所以即便中风病机复杂，但瘀的病机贯穿中风病始终，治法方药离不开活血的配伍。《医方集解》云"气通则血活，血活则风散"，此即"治风先活血，血活风自灭"的临床应用。黄培新教授认为脑梗死多由血虚、血瘀引起，处方用药常在补阳还五汤的基础上化裁治疗，补气活血，脑脉得通，则脑髓得养，病可好转。有系统评价显示，补阳还五汤治疗恢复期缺血性脑卒中具有显著疗效，且不良反应少。

活血息风法的应用，实际上是对疾病病因病机的准确把握。中风的病因病机自古以来争论频频，经历了"内虚邪中""内因致中""气血并逆犯脑"的认识转变，在治疗上相应有"疏风散邪""平息内风""活血化瘀"的转变，直至西医学技术的进步带来的影像学检查，为我们现代中医延伸了望闻问切诊对疾病的认识，也对疾病的病因病机有了更加清晰的认识。对病因病机的认识直接影响了医家对疾病的诊治，"治风先活血"在中风病的应用，实际上就是审证求因、审因论治的体现。

三、治风先养血

治风先养血有几层内涵，一是风易耗伤阴血，二是血虚易生风，三是风药多辛燥伤阴，故在处方用药当中应配伍养血药。李中梓认为："内风多燥，若用风剂则益燥，故有治风先治血，血行风自灭之说也。轻与疏风则益燥，且腠理开张，反招风矣。"（《内经知要·病能》）故在运用此法时，要分辨清楚其中的因果关系，处方用药才能辨明轻重缓急，有的放矢。

黄培新教授在治疗帕金森综合征时就常用养血息风之法。帕金森综合征是一种常见于中老年人的中枢神经系统变性疾病，具有静止性震颤、肌强直形似动风的临床表现，在中医里属颤证的范畴。颤证虽有外感、内伤两种病因，病机或虚或实，但总以动风为主。颤证动风多由气血亏虚不能濡养筋脉所致，《素问·调经论》云："形有余则腹胀，径溲不利。不足则四肢不用，血气未并，五脏安定，肌肉蠕动，命曰微风。"所以治疗颤证应兼顾气血、养血息风，正如《景岳全书》言："盖谓肝邪之见，本由肝血之虚，肝血虚则燥气乘之，而木从金化，风必随之，故治此者，只当养血以除燥，则真阴复而假风自散矣。"

治疗癫痫诸疾时，黄培新教授常谓当归是治疗癫痫的一味好药。广东省中医院用于治疗癫痫的院内制剂益脑安的主要成分中就含有当归。癫痫发作具有典型的动风症候如抽搐、猝然昏倒、两目上视等，其病机为本虚标实，发作期以风、火、痰、瘀标实为主，而间歇期则以五脏虚损为主。治疗主要是抓住间歇期，针对脑脉失养的病机，补益气血，使脑脉得到气血濡养而减少动风的发作。但癫痫一病多以痰瘀为患，进补时应尽量避免滋腻之品，或同时兼用化痰活血药物，以免闭门留寇。当归是一味治疗癫痫很好的药物，补血又活血，使补而不滞，活血又不伤正，行补之中使脑脉得养，则风自灭也。我们曾在大鼠实验中观察到益脑安具有抗惊厥作用，并能延长致痫的潜伏时间，缩短惊厥的持续时间，且缩短惊厥持续时间的效果与苯妥英钠相比无显著差异。

　　黄培新教授曾经治疗一例老年人皮肤瘙痒，就用四物汤为底加祛风药物，应手而效。老年人乃衰阴衰阳之体，气血亏虚是这类群体的通有病机。老年人皮肤瘙痒，虽然不绝对，但多半是由血虚引起。养血和血应在处方中有所体现，四物汤就是很好用的一个方，在养血和血的基础上，加上祛风止痒的药物如蝉蜕、防风之类，共奏养血祛风止痒之效，适用于治疗老年人皮肤瘙痒。自"治风先治血"理论提出，后世医家便将其延伸至瘾疹、牛皮癣、血风疮等皮肤科疾病的治疗。《外科证治全书》论治血风疮即谓"治宜滋血，润燥祛风"。在现代临床实践中，"治风先治血"在皮肤病治疗中有较多的应用发挥，其中在伴有皮肤瘙痒症状的各类皮肤病中应用最广泛，如荨麻疹、过敏性皮炎、湿疹、银屑病等。

四、风药亦活血

　　从药物作用机制研究的进展来看，"治风先治血"很可能是治风与治血两种理论的统一。其提出看似是一种理论的必然，比如桂枝、葛根等最初被认为是风药，但后世临床实践证实了其具有活血通经的功效。又如川芎是现代公认的的活血化瘀药，而在古代则是公认的风药，因其有明显的活血化瘀功效经后世医家不断总结而归入活血化瘀药之中。现代药理研究亦证实了许多风药诸如羌活、防风、白芷、秦艽等具有活血化瘀的功效，这或许揭示了自古以来人们用风药治疗风病其实就是"治风先治血"的直接应用。

从中医理论来看，风药具有升、散、透、行、动等多种特性，其作用表现为开郁畅气、发散祛邪、辛温通阳、燥湿化痰、活血化瘀、通络开窍、升阳助补等，能多环节、多途径、多层次发挥风药的综合性效应。根据风药的这些性能，针对血瘀证形成的病因病机，能直接或者间接地达到活血化瘀的效果，体现出风药治疗血瘀证"病因与病机兼顾，整体与局部结合，兼备多法、协同作用"的特点。但临床应用在准确辨证的同时，应考虑"风药"温燥之性，对症用药，以防温燥伤阴之虞。

五、审因论治是关键

清代邹谢在《本经疏证》中对世人滥用"治风先治血"理论的现象进行了批判，其中在药物选择上，认为要发挥治风先治血的作用，非"漫然血药足以当之"，而应择用血药中属辛甘发散之品，如川芎、当归之类，方能奏效。治风先治血并非强调治疗风证就一定要治血，也不是说治疗风证一定要以治血为主，纵观前人运用治血而治风诸方，大多都不弃用风药，亦非全然委以血药重任，在实际运用中将风药与血药灵活配伍运用，相辅相成。故"治风先治血"之论，绝非让医者单纯治血以治疗所有风证，审证求因，辨证论治仍然应贯穿疾病诊治的全过程。

黄培新教授强调临床诊治疾病，首先要对疾病的病因病机了然于心。比如出血性中风百分之八十以上都是实证引起，缺血性中风则大半都是虚证，当掌握这些高概率的病机后，诊治患者时可以迅速做出初步的判断，再结合辨证，就能对一个患者的具体病因病机做出较准确判断，然后进行处方用药。所谓病机，就是疾病发生、发展与变化的机理，病因病机是辨病的核心。而辨证，则是辨明疾病在当下阶段所表现的病机，即辨证知机。不管辨病还是辨证，都应以"知机"为目的，根据病因病机制定治疗大法，据法立方。而"治风先治血"只是一种常用的治疗法则，提示我们风病背后有血病的病机，审因论治才是这句名言告诉我们的更深层的内涵。

纵观历史，"治风先治血"理论的产生并非无中生有，也非某位医家所自创，而是基于中医理论的推演，基于临床实践的验证总结。自《内经》起就已经存在对风与血关系的阐述，而仲景之法与《内经》一脉相承，诸多经方都体现了"治风先治血"的思想。后世医家随着经验的积累与总结，对疾病本质及病因病机的认识更为清晰，从而促使"治风先治血"理论的日趋成熟。具有代表性的就是对中风病的认识，其治疗重心之所以经历了以治风为主发展到以治血为主的历史转归，正是因为后世医家日益认识到气血在中风发病起因及过程中的关键性，才会导致治疗重心的转移。正因如此，"治风先治血"的内涵，也应随临床实际情况灵活变通，绝非生搬硬套所能奏效，其核心内涵仍然应落实在对疾病病因病机的认识上。黄培新教授尤为注重对疾病病因病机的认识，审因论治是他的一贯临床诊治思路。朱丹溪在《症因脉治》中精辟地论述："至治风先治血，此言厉风伤血，血痹不行，当行血祛邪；非言补血即可治风，非言厉风伤气，亦以血治。"纠正了"风邪伤及气分未及血分也一概治血"的错误观点，正因为疾病有伤血之因，才有治血之需，切勿见风证就一味投以血药，以偏概全。

参 考 文 献

[1] 谢住宏，杨志新，韩淑丽. 补阳还五汤治疗缺血性脑卒中恢复期的系统评价. 中医药导报，2015，21（20）：78-82+86.

[2] 黄燕，黄培新，杨志敏，等. 中药益脑安治疗癫痫的实验研究. 广州中医药大学学报，1998（4）：28-30.

[3] 张丽平，云雪林."治风先治血"在皮肤瘙痒症中的运用. 江西中医药大学学报，2018，30（6）：7-9.

[4] 黄玉华. 从"治风先治血，血行风自灭"探讨银屑病的"风血辨证". 四川中医，2017，35（6）：31-33.

[5] 张达. 从"治风先治血"论梅花针治疗"痒风". 光明中医，2017，32（3）：458-460.

［6］马桂琴."治风先治血，血行风自灭"在皮肤科的应用.
北京中医药，2009，28（10）：814-815.

［7］何利黎.风药防风、羌活增效活血化瘀干预肝纤维化大鼠
的实验研究.成都中医药大学，2014.

［8］刘然.风药生姜、秦艽对肝纤维化大鼠活血化瘀治疗的增
效作用.成都中医药大学，2014.

［9］黄文强."风药"活血作用的实验研究.成都中医药大
学，2013.

［10］郑辉，王德才.白芷的药理作用与临床应用研究进展.
医药导报，2009，28（1）：83-86.

［11］梅全喜.现代中药药理与临床应用手册，第3版.北京：
中国中医药出版社，2016.

第三节　中风病痰瘀同治的理论与实践

痰是机体水液代谢障碍所形成的病理产物。瘀是机体局部的血液运行障碍，凝聚而形成的病理产物。痰和瘀既是病理产物，也可以作为致病的因素引发疾病。痰饮和瘀血可影响到全身各部的机能和脏腑的功能状态，其致病广泛，临床表现十分复杂。一般而言，过去对于某一疾病多单独针对痰或瘀进行论治，例如中风病或从风痰、或从气血亏虚、或从瘀血等方面进行论治，近现代则重视瘀血的致病作用而轻视痰饮的影响。黄培新教授认为，神经系统的疾病，尤其是中风病的治疗，要特别重视痰饮和瘀血的共同致病因素，提出"痰瘀同源、痰瘀同病、痰瘀同治"的观点，在治疗上兼顾活血祛瘀和豁痰通脉。

黄培新教授"痰瘀同治"思路的临床应用，主要包括以下三个方面的认识和依据：一是中医理论的证候分析，瘀血和痰浊是一对互为因果、容易同时出现、互相影响的病理产物，在论治过程中要认识到二者的密切关系，双管齐下，并除痰瘀；二是现代病理和药理的相关机制研究，结果显示治疗中风的药物多兼具活血化瘀和豁痰化浊两方面的功效，要重视兼顾化瘀和涤痰两个方面的治疗；三是临床观察统计，大量的观察结果提示瘀证和痰证是中风病最常见的证型，而且二者容易并发，因此对中风病的治疗要重视痰瘀同治。

一、中医证候分析

从《内经》时代开始，人们已认识到痰饮和瘀血之间在发病过程中的内在联系，历代医学著作都有对"痰瘀同治"的论述。《灵枢·百病始生》提出"湿气不行，凝血蕴里而不散，津液涩渗，著而不去而积成矣"，气滞水停，会导致津液停滞、血凝不散而产生痰饮和瘀血。隋代巢元方在《诸病源候论》中提出痰的病理机制为"血脉壅塞，饮水积聚"。清代唐容川的《血证论》提出："痰水之壅，由瘀血使然。但去瘀血，则痰水自消。"由此可见，虽然痰饮和瘀血是不同的病理产物，但是二者常常同时出现，互相影响，共同引起系列的临床症状；在治疗上也要重视祛痰和化瘀同时运用。

人体脏腑功能可以调节机体的气血津液正常运行。人体的血液和津液都来自脾胃运化的水谷精微，被称为"津血同源"。血液和津液能够在体内互相转化，互相资助，起到濡养机体的作用。血液和津液在体内的正常输布和运行依赖于气的推动作用，即"气能行血""气能行津"，气机的失常如气虚、气滞、气逆等会引起血液和津液运行障碍，导致"气虚血瘀""气滞血瘀""气滞痰凝"等情况，出现痰饮和瘀血的病理产物。另外痰饮和瘀血致病往往互为因果，痰浊阻滞可使气行受阻，血运不畅致瘀；瘀血阻滞脉道影响津液输布，也会导致痰湿积聚。因此，痰饮和瘀血在病理上联系密切，容易相互影响，共同出现。黄培新教授针对痰饮和瘀血的病例特点提出"痰瘀同源、痰瘀同病"的观点，强调二者在发病过程中的关系，在治疗上运用"痰瘀同治"的思路。

黄培新教授认为，痰和瘀都是中风病关键的病理产物，要重视"痰瘀胶结"的病机，采取"痰瘀同治"的治疗思路。中风病与痰瘀的联系密切。中风病的发病多有积损正衰、劳倦内伤、饮食不节等基础，复因多种诱发因素，导致机体的功能状态失调，气机逆乱，或风火上扰，肝阳暴亢，气滞痰瘀，阻滞血脉，最终致阴阳失调，发为中风。在此过程中，痰瘀致病的因素不容忽略。中风之病虽发病突然，但中风病患者多有正虚之本，素因脏腑失调，脾失健运，脾肾两虚，复久嗜肥甘，久伤思虑，致使痰浊内盛，气机不畅，阻滞经络，血行不利，脉道不通，痰浊胶结，凝滞体内，皆为宿痰之患。又猝然用力过度、暴饮饱食、暴怒忿思等，诱发风火上扰，肝阳暴亢，气血逆乱，血瘀脉络而发病。中风病发生后，因机体状态严重失调，血阻脑络，经络不通，气机阻滞，痰浊内阻，阻滞脑络，复有痰瘀互结的病机。因此，痰瘀贯穿了中风发病的过程。

从西医角度来看，血脂异常、动脉硬化、肥胖等都是中风病的常见危险因素。西医学认为高脂血症的发病多与饮食、运动因素密切相关，血脂紊乱是造成动脉粥样硬化、斑块形成、动脉狭窄、血管脆性增加的重要原因，会导致血液黏稠度升高，影响血液运行，增加脑血管意外的风险。而缺血性中风病发生后，由于局部的血液循环障碍，血行障碍，脑细胞因缺血缺氧而出现变性、坏死、水肿等异常，不能发挥正常功能，反而影响局部状态，压迫周围组织，引起颅压增高等并发症。从中医角度来看，由于久嗜肥甘厚腻，缺乏运动，气机阻滞容易内生痰浊，阻滞脉道，而在中风病发生后，出现气机阻滞，血瘀脉络，痰浊内阻，痰瘀胶结，这和西医学的认识都有可参之处。

在中医理论中，瘀血和痰饮都是重要的病理产物，影响了多种疾病的发病。瘀和痰都是中风病的重要病因病机，二者互相促进，互相影响，导致一系列的临床症状和病变表现。因此对于中风病的论治，要认识到痰和瘀的共同性，强调"痰瘀同治"，破瘀而痰自去，活血而浊自除，达到治疗的效果。

二、现代机制研究

黄培新教授认为借助西医学的认识和研究，结合目前的病理、药理等方面的机制研究，对疾病的诊治能够有更进一步的发展。中风发生后，由于气血逆乱，血溢脉外或血瘀脑络，经络不通，气机不畅，痰浊内盛，痰瘀相互胶结，而内阻为患。脑卒中发生后出现的脑内血肿、微循环障碍可与中医理论中"痰瘀胶结"的病机相参。西医学的研究也印证了血液循环障碍、组织水肿等现象之间在病理生理、药物治疗等方面的共同联系。研究发现，活血化瘀的中药也具有一定的豁痰功效，通过促进血肿吸收、降低脑水肿、减轻细胞缺氧等降低对神经功能的损害。西医学的研究也印证了血液循环障碍、组织水肿等现象之间在病理生理、药物治疗等方面的共同联系，这和中医理论中"痰瘀同源、痰瘀同病、痰瘀同治"的观点有互相发挥之处。

（一）对毛冬青甲素的研究

中药毛冬青具有活血化瘀通脉的功效，毛冬青甲素为中药毛冬青的提取物。动物研究发现，毛冬青甲素治疗组血肿吸收快，毛细血管增生活跃，组织修复好，证明毛冬青甲素确有疏通血管、改善微循环、增加脑血流量、促进血肿吸收及脑组织修复的作用。从中医理论的角度来看，中风病发生后微循环障碍、局部灌流量下降等微观表现主要和瘀血有关，而脑血肿、组织水肿等病理变化则主要和痰浊的概念相通，因此中风病的病机不仅有瘀血更有痰浊内阻。毛冬青甲素疏通血管，改善微循环，增加脑血流量的功效和中医理论中行气活血化瘀的治法相通，而促进血肿吸收、脑组织修复的功用则与豁痰化浊的治法相通。关于毛冬青甲素的研究结果就从微观角度客观地证实了这种活血化瘀药具有疏通血管，促进气血津液运行的作用。

该药物研究的结果提示，活血化瘀的药物具有一定的豁痰功效，即"瘀药亦祛痰"。活血化瘀药和豁痰药的功效并不能够对立割裂地认识，二者的功能往往有交叉互通之处。毛冬青甲素能够改善微循环、促进血肿吸收和减轻脑水肿的功效就属于祛瘀同时又化痰的概念范畴，即通过祛除瘀血而改善血液循环，涤除痰饮。

（二）对通腑醒神胶囊的研究

脑水肿是出血性中风后引起的主要继发性损害，也是出血性中风致死的主要原因。减轻脑水肿，降低颅内压是降低出血性中风后病死率和致死率的关键。出血性中风急性期病机多为风阳亢盛，火热内炽而炼液成痰，兼有离经之瘀血内阻，成痰瘀胶结之患。除此以外，由于痰热内结，胃肠燥结，腑气不通，易有便秘之症。因此对中风后痰瘀胶结、腑热不通的情况，使用通腑醒神的疗法能够涤痰开窍、活血化瘀，通腑泄热，从而使瘀热得清，痰浊得化，腑实得下，气血流通，血脉通畅，水肿得消。

研究发现，通腑醒神胶囊对高血压性脑出血有一定的临床疗效[2]。通腑醒神胶囊是广东省中医院院内制剂，由番泻叶、虎杖、人工牛黄粉等组成，具有涤痰化瘀、开窍通腑的作用。实验证明通腑醒神胶囊有较明显的减轻脑水肿的作用，在发病72小时内通腑醒神胶囊消除脑水肿的疗效接近甘露醇。运用通腑攻下法可降低腹压和稳定血压，使颅内压升高和脑水肿得以缓解，对改善脑细胞缺血缺氧十分有利。这些作用与脱水、降颅压、清除血肿对周围脑组织的压迫、改善血肿周围神经组织的缺血缺氧的作用机理一致。

可以看出，以上研究发现正是痰瘀同治、化瘀涤痰治疗方法的体现。药物本身就兼具有涤痰和化瘀的两方面功效，化瘀而浊自去，涤痰而血自行，最终通过通腑泄热的方法实现祛除痰瘀，开窍祛邪，免伤脑络而气机通行，使神明之府自复清宁。

（三）对脑脉 2 号胶囊的研究

出血中风后颅内血肿也是高血压性脑出血的常见继发症状。中医认为这是由于肝风内动，痰瘀互结，风火相煽，导致气血上逆，血溢脑脉之外。在急性期的治疗需要活血化瘀，清热涤痰，平肝息风。脑脉 2 号胶囊是广东省中医院院内制剂，主要成分为人工牛黄粉、水牛角、龙胆草、虎杖、水蛭、益母草等，具有清肝息风、破瘀涤痰之功。研究发现，脑脉 2 号胶囊可使肝阳化风、痰瘀互结证型的高血压性脑出血患者颅内血肿的吸收加快，提高临床疗效。其治疗效果可能与促进颅内血肿吸收，解除血肿对脑组织的压迫，恢复受损的神经功能有关。这与中医理论中涤除痰饮、活血化瘀的治法有相参之处。

总而言之，现代机制研究从侧面启示了"痰瘀同治"思路的科学性和可行性。药物在活血化瘀的同时，兼有涤痰化浊的功效，反证了痰和瘀在病理上和治疗上的密切联系性，痰和瘀可以互为因果，相互影响，同时出现，二者胶结而难以分割，正确运用化痰治法也能够协助起到活血的功效。正因如此，临床论治要重视痰浊的作用，配合运用化痰治法。虽然中风病或其他疾病往往以血液循环障碍、瘀血内阻为首发因素，但是同时发生的局部组织异常则多和痰浊相关，豁痰化浊的理念应该得到进一步的重视。

黄培新教授认为，"痰瘀同治"的临床治疗思路并不仅仅局限于传统的中医理论认识，结合现代的研究结果，能够对"痰瘀同治"的观点有更全面的把握。研究表明，促进毛细血管增生，改善微循环，增加脑血流量，脱水，降颅压，促进血肿吸收，减轻脑水肿等治疗手段能够明显改善中风病病情症状。这些治疗手段与"痰瘀同治"的治疗思路在临床效果上有相参之处，也从另一角度佐证了"痰瘀同治"临床思路的科学性和实用性。运用具有涤痰化瘀功效的药物，能够起到化除痰浊、活血祛瘀的功效以开窍醒神，促进神经功能恢复，对中风病的治疗大有裨益。

三、临床观察统计

"痰瘀同治"的临床思路不仅基于中医理论分析和相关机制研究，更有大量的临床观察统计验证痰证和瘀证在中风病的证型分类中占了很大的比例。因此"痰瘀同治"的治疗思路在临床应用中具有很强的实用意义。黄培新教授通过长期的临床实践，认识到痰和瘀在中风发病过程中的关键作用。

根据全国脑病急症协作组第二次会议通过的"中风病证候诊断标准"，痰证的表现包括：口多黏涎，咯痰或呕吐痰涎，痰多而黏，鼻鼾痰鸣，苔腻或水滑，舌体胖大多齿痕，表情淡漠或寡言少语，反应迟钝或嗜睡，脉滑或濡，头昏沉，体胖臃肿。血瘀证的表现包括：舌背络脉瘀张青紫，舌紫暗，有瘀点，有瘀斑，青紫，头疼而痛处不移，头痛如针刺或炸裂，肢痛不移，爪甲青紫，口唇紫暗且面色晦暗，脉沉弦细涩或结代。对中风病的中医证候分布研究表明，痰证和瘀证出现率高，痰瘀是中风病重要的发病病机。

在对 1418 例中风病的证候分析研究发现，瘀血证所占比例最高，痰证者次于瘀血证，痰瘀并见者占有较高的比例。这一证候分布和演变规律提示，瘀血和痰浊在中风病发病中占有重要地位，中风病诸多病理因素中，瘀、痰最为常见，并且贯穿本病发生发展的始终。

对中风病急性期的证候研究发现，血瘀证与痰证发生频率最高；两证组合的发生频率中，同样以血瘀证合并痰证的发生率最高。表明血瘀证和痰证是中风发病时的主要证型，容易在中风急性期同时出现。调查结果提示痰瘀互结是中风发病的主要病因病机。

除此以外，有系统评价表明，运用痰瘀同治法治疗缺血性中风能够提高临床疗效，有利于恢复中风造成的神经功能缺损。综上而言，治疗缺血性中风患者，在常规治疗基础上，以痰瘀同治法为组方依据，加用中药方剂，能有效提高临床疗效，尤其有利于恢复中风造成的神经功能缺损。

大量的统计观察结果与中医的理论分析相吻合，也为临床诊治提供了更可靠的依据。对中风病的论治焦点多为瘀血，但实际上痰浊也是重要的"并发症"。气机运动异常，血不得行而作瘀，津不得流而作痰，由于"津血同源""津血互济"，血分的运行异常日久也易引起津液的病变，因此瘀血内阻也易出现痰。临床观察统计结果表明，痰浊在中风病中的出现率很高，容易和瘀血并见，豁痰化浊成为不可忽视的治疗重点。痰和瘀的临床表现有所差异，在临床中却多时并见，这更启示了要重视对痰浊的论治。

多年来，中医理论的发展和进步是建立在大量临床实践和试验基础上的。中风病痰证和瘀证出现率高，而且容易并发，这种情况也与中医理论的证候分析和现代机制研究结果相吻合。黄培新教授"痰瘀同治"观点的提出，也正是基于临床观察的结果和大量的调查统计数据。痰证和瘀证在中风病的各个阶段都是重要的病机，"痰瘀同治"的思想在临床中有很高的应用价值。

黄培新教授的"痰瘀同源、痰瘀同病、痰瘀同治"观点，是理论分析和实践论证结合的体现，在中风病的论治当中占据有重要的地位。全面认识痰饮和瘀血与中风病的联系，重视痰和瘀的共同论治，对于拓宽临床应用思路，提高临床治疗效果，发展中医理论体系有深远的意义。

参 考 文 献

［1］黄培新，刘茂才，陈根成，等．毛冬青甲素对高血压性大鼠脑内血肿及脑微血管超微结构的影响．中国中医急症，1997（3）：127-128+145.

［2］黄培新，黄燕，杜宝新，等．通腑醒神胶囊对高血压性脑

出血大鼠脑水肿影响的实验研究. 中国中西医结合学会神经科专业委员会. 第三届全国中西医结合神经系统疾病学术会议论文集. 中国中西医结合学会神经科专业委员会：中国中西医结合学会，2000：4.

[3] 杜宝新，黄燕，黄培新，等. 脑脉 2 号胶囊对脑出血颅内血肿吸收的影响. 广西中医学院学报，2000（2）：8-10.

[4] 杨利，黄燕，蔡业峰，等. 1418 例中风患者痰瘀证候分布和演变规律探析. 辽宁中医杂志，2004（6）：459-460.

[5] 梁伟雄，黄培新，刘茂才，等. 中风病急性期中医证候分布规律的研究. 广州中医药大学学报，1997（2）：8-12.

[6] 蔡业峰，张佛明，张新春，等. 痰瘀同治法治疗缺血性中风的 Meta 分析. 中医药导报，2007（8）：1-4.

第四节　中风病二级预防的中医"三板斧"

中风病的二级预防是对已发生中风的患者采取各项干预措施以改善患者症状，降低病死病残率，同时防止中风病的再次发生。中风病是我国人口死亡的三大疾病之一和成人残疾的首要原因，对生命和健康危害极大，也带来了巨大的经济与社会负担，而且复发性脑卒中较首次卒中的预后差，更易导致严重残疾或死亡。因此重视中风病的二级预防，运用中医药的技术优势减少中风复发，改善患者的神经功能与生活质量，对提高社会的健康水平有重大意义。

黄培新教授认为对于中风病的二级预防要重视稳定血压、降血脂、改善脑血管循环，充分发挥中医药在其中的技术优势，采取平肝息风、活血祛瘀的治法，以降低中风病再发率。在多年的临床实践中，黄培新教授总结出了中风病二级预防的用药经验，联合运用三种具有代表性的中成药——松龄血脉康胶囊、银杏酮酯滴丸和丹田降脂丸。这套中医"三板斧"组合共同起到控制血压、血脂，改善血流灌注的功效，防止中风病再发。本节主要论述黄培新教授对中风病二级预防的经验思路和中医"三板斧"的运用心得。

一、中风病的二级预防

中医认为中风病的基本病机为气血逆乱，阴阳失调。中风病的发病多与损积正虚、肝阳上亢、风火上扰、痰瘀内阻、气滞血瘀等原因密切相关。西医学认为中风病的二级预防需要采取控制血压、血脂、血糖，抗血小板聚集，改善动脉粥样硬化，积极治疗并发症，并采取健康的生活方式。中风发病多由于年老体虚，或正气不足，肝肾亏虚，又饮食失节，过食肥甘厚腻，导致阴不敛阳，痰浊内阻。阴不敛阳则肝阳上亢，风火上扰，清窍不通，脑府不宁；痰浊内阻则脉道不利，血行不畅，气滞血瘀，痰瘀为患。对于发生过中风的患者，本已元气受损，正气亏虚，气滞痰凝血瘀，经络不通，肢体不荣，因此更加需要重视固本培元，采取平肝息风、活血祛瘀的治法，达到稳定血压、改善血流的效果，避免中风病的再次发生，这和西医学的治疗方法有可以相互借鉴之处。

高血压是中风病复发的重要危险因素之一，中风病的二级预防首先要重视稳定血压。稳定血压并非一味地降低血压，而是将血压控制在某一安全的范围，避免血压大幅度波动。过高的血压会引起头晕、头痛的症状，容易增加血管破裂的风险，造成出血性中风；而过低的血压也会影响血流灌注，引起直立性低血压，或导致脑血管灌注量不足，造成缺血性中风。过高和过低的血压都不利于脑血管循环，因此要将血压维持稳定，避免大幅度波动才能保障正常的血液供应。另一方面，稳定血压不能仅仅依靠药物，也要重视教育患者采取健康的生活方式。中医自古以来就十分重视情志养生，心理情志的变化会极大地影响人体状态。《素问·生气通天论》指出："大怒则形气绝，而血菀于上，使人薄厥。"《素问·举痛论》指出"怒则气上""惊则气乱"，情绪的波动会直接影响全身的气机，尤其是突发激动、兴奋的情绪会引起血压在短时间内大幅度波动，极容易造成脑血管意外。除此以外，避免熬夜，避免体位突然变化，控制饮食也是维持血压稳定的关键。

中风病的二级预防还要重视控制血脂和改善血液运行状态。高血脂是造成动脉粥样硬化、动脉狭窄、血管脆性增加的重要病理基础；血脂升高还会导致血液黏稠度增加，影响血液的运行。从中医的角度来看，血脂、斑块、血栓等病理产物属于痰浊和瘀血的概念范畴。由于痰瘀内阻，血脉不畅，经络不通，阻滞气机，导致气滞血瘀，血行受阻，或脑府不荣，清窍失养，或血瘀于上，脉络不通，或气机逆乱，血溢脉外成为离经之血，如此种种都可引发各类病变。因此，活血祛瘀、通脉化浊的治法对于中风病的预防尤为关键。

基于以上认识，黄培新教授结合多年临床实践经验，形成了针对中风病二级预防的证治思路，通过平肝息风、宁心安神、活血化瘀、通脉降浊的治法，达到稳定血压、控制血脂、抑制血小板凝集、改善血流的效果。黄培新教授中医"三把斧"的治疗组合就是在此思路指导下产生的，通过联合运用三种有代表性的中成药——松龄血脉康胶囊、银杏酮酯滴丸和丹田降脂丸，起到稳定血压、控制血脂、改善血流的效果，降低中风致残率与复发率，改善生活质量，在临床中有较好的疗效。这三种中成药各自具有相应的功效，黄培新教授将其联合使用，相互配合而发挥功能，成为中风病二级预防的中医"三板斧"。与西药相比，这三种中成药联合使用副作用较少，临床获益更多。下文将详细论述三种药物的功效和临床应用，以冀拓展论治思路，裨益临床。

二、中医"三板斧"

（一）松龄血脉康胶囊

控制血压是中风病二级预防的重要手段，通过维持血压在一定范围，避免大幅度波动，能够稳定血流，降低脑血管意外的发生概率。从中医角度来看，水不涵木、肝阳上亢、阴虚风动、风火上扰、痰瘀内阻、心神不宁都易导致气行失度，气机逆乱，是造成血压波动的重要原因。因此，黄培新教授认为，平肝潜阳、清心安神、化浊通络是维持血压稳定的重要治法，临床上常用的代表药物为松龄血脉康胶囊。

松龄血脉康胶囊为临床上常用的纯中药制剂，主要的组成是三种药物：鲜松叶、葛根、珍珠层粉。鲜松叶味苦，性温，归心、脾经，具有平肝潜阳、活血化瘀、化浊降脂、镇心安神的作用，为君药。葛根味甘、辛，性凉，归肺、胃经，解肌退热，透疹，善治头痛，为臣药。珍珠层粉味咸，性寒，归肝、心经，有平肝潜阳、清心安神的功效，为佐药。综合来看，松龄血脉康胶囊具有平肝潜阳、镇心安神的作用。

现代研究表明，鲜松叶所含的原花青素、莽草酸具有降压、降血脂、抗氧化、抗疲劳、镇静、镇痛等作用，能改善微血管结构，抑制动脉粥样硬化斑块形成，增加大脑的血流量，进而增加供氧量，使头晕、头痛等症状得到缓解；而所含的松针精油具有显著降低血压和血脂的功能。葛根里的葛根素作为一种具有扩血管作用的化学物质，既可以抑制血管平滑肌细胞异常增殖，还可以通过影响血管紧张素Ⅰ受体和血管紧张素转化酶 2 的基因表达，在基因水平发挥生物学效应，最终使血压进一步下降。同时也有研究证明，葛根素具有类似 β 受体拮抗剂作用。此外，葛根里的另一种有效成分葛根黄酮具有松弛血管平滑肌，发挥着类似钙离子拮抗剂的作用。珍珠层粉里含有多种氨基酸及多种微量元素，其中的有效成分活性钙可维持正常神经肌肉兴奋性，且水解氨基酸在一定程度上可治疗高血压引起的神经功能紊乱。

这三种药物的配合使用，一方面能够清除血液中过量有害的脂质，降低血液黏稠度；另一方面作用于血管，增加血管弹性，延缓血管老化，从而达到"血脉同治"的效果。而且珍珠层粉具有良好的改善睡眠和抗焦虑作用，既能够潜降肝阳，疏通血脉，又能够宁心安神，调畅气机，可以有效改善血液循环，从而更好地保持血压平稳，避免血压大幅度波动。另外，松龄血脉康胶囊也具有良好的调脂作用，不仅能有效调节脂质代谢，并能阻止脂质在血管内壁沉积。临床应用观察其能稳压调脂，改善微循环，改善血液流变学等。

黄培新教授认为，控制血压波动还要注意避免舒张压过低。与目前临床上使用的降压西药相比，松龄血脉康胶囊导致舒张压过低或低血压的情况出现较少，治疗高血压出现的副作用和不良反应较少，临床使用的安全性更高。松龄血脉康降压作用较明确，作用平稳而持久，特别是能有效控制收缩压和收缩压负荷值、血压晨峰现象，且不良反应较西药明显减少，还能降低全血高切黏度、血浆黏度、全血还原黏度以改善血黏度。

基于松龄血脉康胶囊的功效特点，黄培新教授将其作为控制血压的主要治疗药物，可配合西药使用，共同发挥稳定血压的功用。其平肝潜阳、宁心安神的功效对中风病的二级预防十分有利，通过潜阳以息风灭火，宁心安神以调畅气机，使血不妄行，脑府清宁，达到预防中风病再发、减少病残率及复发率、提高患者生活质量的目的。

（二）银杏酮酯滴丸

中风病的二级预防要重视扩张血管、抗血小板聚集、抗血栓。从中医角度来看，经脉不通，气血不畅，瘀浊内阻是重要的病机，因此要重视活血化瘀、行气通络的治法。银杏叶具有活血化瘀、通络止痛、化浊降脂等功用，在《本草纲目》中已有明确记载。目前在临床上银杏叶已经有多型制剂，其中具有代表性的一项是银杏酮酯滴丸。

银杏酮酯滴丸由银杏的提取物银杏酮酯制成，银杏酮酯主要包括银杏黄酯和银杏内酯。银杏酮酯的各类药物制剂活血化瘀功效显著，目前已在瘀血型脑动脉硬化、脑梗死等疾病中广泛应用。实验研究初步表明，银杏酮酯具有抗心肌缺血、保护心肌、抗心律失常、抑制心室重构、缓解动脉粥样硬化等作用。银杏酮酯能在瑞舒伐他汀调脂、抗动脉粥样硬化的基础上进一步降低血脂及动脉粥样硬化的程度。临床观察初步发现，其在治疗冠心病、心绞痛、脑动脉粥样硬化等心脑血管疾病方面具有良好疗效。银杏叶制剂能够对血流动力学参数改善，抑制血小板聚集，避免形成血栓，在降低脑梗死复发率和脑卒中二级预防中的作用不可替代。有研究发现，银杏叶提取物能抑制多种诱导剂引发的血小板聚集，通过抑制磷酸二酯酶 3（Phosphodiesterase，PDE3）活性，减少对环磷酸腺苷（cyclic adenosine monophosphate，cAMP）的水解发挥作用。银杏叶提取物抑制血小板聚集可能与抑制 PDE3 活性有关。

在中风病的二级预防中，抗血小板药物是治疗缺血性中风优先选择的药物，其中阿司匹林在临床上广泛应用。阿司匹林通过抑制前列腺素合成酶活性，达到抗血栓形成、抗血小板聚集的功效。但是在使用过程中，阿司匹林容易出现副作用和不良反应，而且患者的出血风险会增加，因此以阿司匹林为主导的治疗方式在临床上存在一定的局限性。而银杏酮酯滴丸等制剂，由中药银杏的提取物制成，依照中医理论中活血化瘀、通络止痛的治则应用于临床，能疏通气血，改善血流，同样能够起到抗血小板聚集和抗血栓形成、改善血流的效果，而且出血风险较低，临床安全性更高。这是中药制剂的一大优势。

对于预防中风病的复发，无论是中医还是西医都相当重视改善血液流动状态，避免异常代谢物堵塞，造成血管狭窄甚至梗死。活血化瘀药物也是脑血管疾病中最为常见和基础的用药，而作为其中的代表性药物之一，银杏酮酯滴丸具有化瘀通络的功效，能够去瘀化浊，疏通脉络，改善血流，通过抗血小板聚集、降血脂和控制动脉粥样硬化起到促进血液循环的作用，常常应用于中风病的二级预防。

（三）丹田降脂丸

丹田降脂丸是一类降脂类中成药，由丹参、田七、五加皮、淫羊藿、川芎、泽泻、人参、当归、首乌、黄精、肉桂组成。方中人参、首乌益气健脾，滋补肝肾；丹参、田七化浊，强心安神；川芎行气活血；当归、黄精滋补肝肾；五加皮、淫羊藿、肉桂温阳补肾；泽泻渗利泄浊。诸药共奏益气通脉、活血化瘀、健脾化浊、滋养肝肾之功，有降低血脂、软化血管的功效。主要应用于脏腑虚衰、七情劳伤、饮食不节、嗜食肥甘，导致正虚邪实，肝、脾、肾三脏失调，瘀血阻滞，脾虚湿困引起的血脂代谢异常和高脂血症。

现代药理研究表明，丹参含丹参酮、丹参素等成分，有扩张冠状动脉，增加冠脉血流量，改善心肌缺血，改善微循环，降血压及降血脂的作用。何首乌中的有效成分能与胆固醇结合，防止胆固醇在肝内沉积，减少类脂质在血清中滞留或渗透到动脉内膜，起到降脂作用。泽泻中的多种成分均有明显的降血清胆固醇和抗动脉硬化作用，促使胆固醇从动脉壁消除，防止其沉积，有防治动脉粥样硬化的作用。三七主要成分包括三七总皂苷、三七氨酸、黄酮苷等。三七能使动脉粥样硬化的主动脉内膜脂质斑块显著减少，动脉壁损伤减轻，同时使血清甘油三酯、胆固醇含量明显下降，并且对血管平滑肌细胞增殖有抑制作用。其中，三七皂苷具有较强的抗脂质过氧化作用，能显著降低血脂及脂质过氧化终产物丙二醛含量，有一定延缓衰老作用。淫羊藿主要成分为淫羊藿总黄酮，淫羊藿总黄酮能抑制内膜增厚和平滑肌细胞增殖，使血清脂联素水平明显升高，降低血脂水平。丹田降脂丸除具有较好的调脂作用外，还能扩张冠状动脉，改善心肌缺血，改善微循环，降血压，具有毒副作用小、安全性高、耐受性好等优点。

黄培新教授认为，脂质是人体必需的物质，具有多项重要的生理功能。血脂紊乱，血中脂质含量过高或过低，都会影响健康。不但血脂水平高容易引发动脉粥样硬化和血管意外，低血脂水平也与某些重大疾病，尤其是与恶性肿瘤密切相关。胃癌患者的总胆固醇、高密度脂蛋白、胆固醇水平较健康人群低，并且随着疾病的进展，两者水平均明显降低。肺癌患者也普遍存在血清低胆固醇倾向，胆固醇水平低下与肺癌的发生有一定相关性。因此控制血脂不能一味地采用降血脂的手段，要控制血脂在正常范围内，避免血脂紊乱引发其他疾病。以丹田降脂丸为代表的中药制剂能够平稳调控血脂，并且能够调节整体的功能，多方面改善机能。

中风病患者既有痰瘀胶结、脉道不利之患，又有大病以后正气亏虚之弊，化瘀行血之余也要注重固护元气，因此运用丹田降脂丸能够对症起效。丹田降脂丸中人参、首乌、当归、黄精、肉桂等药物补益气血，滋养肝肾，起到固本培元之功；丹参、田七、川芎、泽泻等化浊通脉，行气通经，活血祛瘀，从而控制血脂和动脉粥样硬化，调整机体状态，改善血管情况和血液循环，降低脑血管意外发生率，在中风病的二级预防中发挥重要作用。

目前西医对于卒中的二级预防，主要措施包括使用阿司匹林、氯吡格雷等药物抗血小板聚集，长期使用他汀类药物控制血脂，并对症降压治疗。西药治疗虽然有比较确切的效果，但是也明确存在一定的出血风险和多项不良反应。黄培新教授认为，中医药治疗能够在中风病的二级预防中发挥巨大优势，以平肝息风、活血祛瘀为主要治则，起到控制血压、控制血脂、抗血小板聚集、改善血流等疗效，促进患者的康复并避免中风再次发生。在长期的临床实践中，黄培新教授总结出中风病二级预防"三板斧"的治疗组合，采用松龄血脉康胶囊、银杏酮酯滴丸和丹田降脂丸这三种有代表性的中药制剂控制中风复发率。

参 考 文 献

[1] 张德德 . 松龄血脉康胶囊治疗原发性高血压Ⅰ级（肝阳上亢证）临床研究 . 湖北中医药大学，2018.

[2] 黄官家，曾茂贵，郑沁钿，等 . 松龄血脉康治疗肝阳上亢型1级高血压疗效观察 . 福建中医药，2013，44（1）：9-10.

[3] 陈焕清，符少萍，陈玉成，等 . 银杏酮酯滴丸治疗颈动脉粥样硬化斑块的临床研究 . 当代医学，2017，23（4）：1-4.

[4] 陈洁 . 银杏酮酯片治疗缺血性脑卒中的疗效观察 . 中西医结合心脑血管病杂志，2019，17（2）：314-316.

[5] 张连军 . 银杏叶提取物治疗缺血性脑卒中的研究进展 . 中成药，2018，40（4）：895-898.

[6] 饶和平，杨晓英，袁涛 . 丹田降脂丸治疗高脂血症临床观察 . 中医临床研究，2012，4（16）：15-16.

[7] 陈行辉，李昌芳 . 血脂水平与癌症的相关性研究进展 . 医学综述，2018，24（18）：3608-3612.

第五节 不寐论治先分阴阳

不寐，中医学又称之为"目不瞑""不得眠"等。该病虽为常见疾病，但在临床上的治疗难度并不小，且病程越长的失眠患者，见效往往越慢。

黄培新教授以《黄帝内经》营卫阴阳理论为指导，结合后世医家对不寐病因病机的认识，归纳证候规律，抓住患者主要的症状，以阴阳分型论治不寐。黄培新教授认为，入睡困难突出者多为阴虚有热，阳偏亢而属阳证；而早醒、易醒者气虚为多，阳偏衰而属阴证。根据不寐患者日间是否疲倦又可分为虚证和实证。临证时抓住阴阳两个大方向，再结合舌脉辨证、脏腑辨证，即可较为准确地处方用药。《黄帝内经》言："善诊者，察色按脉，先别阴阳。"黄培新教授对不寐的阴阳分治经验，是在对前人治疗不寐理论总结的基础上融会贯通得出，具有执简驭繁的辨治特点。

一、不寐的病因病机

自《黄帝内经》以来，我国历代医家对不寐的病因病机进行了不懈的探索，有从阴阳气血及营卫循行论治不寐，有从湿热、痰浊、血瘀论治不寐，亦有从脏腑论治不寐。以脏腑论治不寐者，多认为不寐的主要病位在心，并与肾、脾胃、肝胆等脏腑密切相关。

黄培新教授认为，人的寤寐是天人相应的表现。天地一日当中存在着阴阳消长的变化，朝则阳气始生，日中而盛，日暮而收，夜半而藏，人体之阴阳也随天地的阴阳消长而变化。阳主动，阴主静，清晨阳气渐盛则寤，至夜阴气盛极，阳气潜藏而寐，即《灵枢·寒热病》谓："阳气盛则瞋目，阴气盛则瞑目。"营卫气血理论是阴阳理论的延伸，卫气为阳，营气为阴，营卫气血的运行对寤寐的影响亦与人体阴阳消长变化息息相关。黄培新教授认为，营卫理论以卫气的运行为主，卫气昼行于阳，夜行于阴，行于阳则寤，行于阴则寐，若卫气出入阴阳失常，寤寐则随之失常。归结起来，不寐的核心病机为阳不入于阴，是由于阴阳失调导致卫阳至夜不能正常潜藏于营阴。只有营卫运行通顺，阴阳之气汇合并循环不息，阴平阳秘，机体才能发挥正常的生理功能，人体受昼夜节律自然调控入睡。

黄培新教授认为，仅认识到营卫阴阳理论是不够的，自古以来中医的辨证施治都是建立在以五脏为核心的理论基础上，《内经》虽提及营卫阴阳失调是不寐的病机，但营卫的生成运行仍离不开脏腑功能的协调，调和营卫应从调和脏腑着手。《灵枢·平人绝谷》中言："五藏安定，血脉和利，精神乃居。"所以，黄培新教授虽通过营卫阴阳理论认识不寐的病因病机，但最终落在脏腑辨证上，这与不寐的核心病位在心，并与脾胃、肝胆、肾等脏腑密切相关的认识有关。

至于不寐的病因，除了继发性因素，黄培新教授尤为重视精神情志因素的影响。情志最能影响人的气机，《素问·举痛论》中说"百病皆生于气"，现代研究也普遍认为精神因素的刺激是失眠发生的常见病因，张景岳同样认为："心有事亦不寐者，以心气之被伐也。盖心藏神，为阳气之宅也；卫主气，司阳气之化也。凡卫气入阴则静，静则寐，正以阳有所归，故神安而寐也。"

二、不寐的分型论治

不寐的证候复杂多样。夜间症状大体可分为入寐困难、寐而易醒、醒后不能再寐、时寐时醒以及早醒等；在日间，患者可表现为精神疲怠、少气乏力等症状，但亦可无任何精神疲倦的表现。黄培新教授常常根据患者这些不同症状表现的侧重对失眠进行分型论治。如夜间入寐困难，甚则彻夜不眠，白天无明显精神疲倦症状者，多为火证、阳证；而易醒早醒或时寐时醒、醒后难再入寐，白天精神疲倦者多为阴证、虚证。抓住主症对失眠进行辨证论治，有提纲挈领之优点。

（一）阳证不寐

入寐困难是失眠患者最主要的症状，不管是实证或虚证都有此症状，只是轻重程度有所不同。肝郁化火、阴虚火旺、心火炽盛等证型难入眠的症状尤甚，甚则彻夜难眠，并常伴心烦意乱，但日间常无明显疲态。临床上最为多见的为阴虚火旺证及肝郁化火证，黄培新教授尤其重视阴虚在入寐困难症状中的病机作用，《灵枢·邪客》指出："卫气独卫其外，行于阳，不得入于阴。行于阳则阳气盛，阳气盛则阳跷陷，不得入于阴，阴虚，故目不瞑。"

心是不寐病的主要病位。心为火脏，与火邪同气相求，故火热最易扰心，而心主神明，火热扰及神明，则心烦意乱，目不得瞑。火热为阳邪，若火热夜扰心神，则本为阴盛之时而阳反盛，卫气浮动，不得入于营阴，阳气不得潜藏而辗转反侧，入寐困难。卫阳通过阳跷脉、阴跷脉昼行于阳，夜行于阴，卫阳昼夜循行出入阴阳之间协调平衡，寤寐才能正常。

虚火扰心者多为肾阴不足，相火妄动，浮阳上扰与心火相合，两阳相合则心火益甚；肾水不足，又难济心火，心火独亢于上，难以下降温煦肾水，最终导致心肾不交，水火失于既济，出现心烦不寐的症状。故治疗上既要镇降上亢之浮阳并清心除烦，又要滋养其真阴以宁心安神。治疗此证，黄培新教授常遣以交泰丸。方中黄连清心火而除烦热，少以肉桂引火归原并暖下焦寒冷之肾水，使肾水上腾以济心火，心火下降则水火既济，心肾相交而神安得寐。阴虚则血中有热，营阴难以潜藏卫气，故用牡丹皮、栀子、生地黄清营凉血，《灵枢·营卫生会》言"血者，神气也"，血气和则神自安。其中栀子尤善清心火而除烦，为治疗因烦而入寐困难的良药，与黄连配伍则增强清心火之力，牡丹皮和栀子亦是清心除烦的重要药对。此外，尚需配伍山茱萸滋补肝肾阴精，合鳖甲、生地黄加强滋阴潜阳的功效，龙齿镇惊安神并平肝潜阳，香附疏肝解郁，行血中之气则营卫通畅，再合甘麦大枣汤养心安神。

上证伴有肝郁者，则合以四逆散去枳实，配以合欢皮解郁安神。肝血虚者则可加酸枣仁，补心肝之血而宁心安神。见肝之病，知肝传脾，故肝郁脾虚证又尤为多见。肝主疏泄，脾胃为气机升降的枢纽。肝脾之病对气机的影响尤为明显，而脾胃受到克伐，则运化失司，常产生痰、饮、湿等病理产物进一步阻滞气机，气的升降出入受到影响，营卫生化及卫气的循行出入同样受到影响，自然夜不能寐。故黄培新教授还常用疏肝理脾之法调理中焦气机，除四逆散外，常用瓜蒌薤白汤宽胸理气祛痰。

（二）阴证不寐

阴证不寐，入寐困难的表现可能不突出，常表现为多梦易醒，或时寐时醒，或早醒等症状，日间表现为精神疲倦、乏力。黄培新教授认为，这些均为患者虚的病机表现。虚可分为气虚，血虚，气血两虚，阴虚、阳虚等。不论是气、阳的不足还是血、阴的亏虚，均可导致卫气不能潜藏。《景岳全书·不寐》曰："无邪而不寐者，必营气之不足也，营主血，血虚则无以养心，心虚则神不守舍。"营阴不足，则卫阳难以潜藏，阳易浮动，则多梦易醒、早醒。而营卫循行及出入的正常，不仅有赖于营阴的充足，同样依赖于卫气的充盛。阳气能充养精神，《素问·生气通天论》谓"阳气者，精则养神"，阳气充盛自秘，与阴气相互维系，精神才能得养，"阴平阳秘，精神乃治"。倘若阳气不足，则会导致气虚阳浮，阳衰不能自秘，亦可导致卫气不入于阴，浮动在外产生多梦易醒、时寐时醒、早醒等症状。而此类不寐患者，日间常表现出精神疲倦、乏力，甚至腰膝酸软、便溏等症状，均为一派气虚阳虚之象。

黄培新教授认为，阴证不寐以脾肾两虚多见。因脾胃为营卫气血生化之源，且土者生万物，居中央以灌四旁，土旺则五脏六腑得以濡养，固有"脾胃为后天之本"的说法。肾为先天之本，与后天之本相互资生，相互促进，先天温养激发后天，后天补充培育先天，故脾肾虚损之证常常并见。治疗此证，则当脾肾同治。黄培新教授常以香砂六君子或陈夏六君子为基础方健运脾胃，配以石菖蒲、天麻醒脾祛痰开窍，其中石菖蒲有化湿开胃、开窍豁痰益智之功，可治疗劳心过度，心神失养之失眠、多梦、心悸；补肾则加山茱萸、淫羊藿补肾阴肾阳；最后合甘麦大枣汤濡养心脾而养心安神。此外，治疗此类症状，黄培新教授善用中成药对患者进行择时治疗，即根据人一日之中阴阳的消长变化、卫气的升降出入，予晨服补中益气丸以益气升阳，助卫阳出而寤，夜服知柏地黄丸以滋补真阴、清虚火而除烦，助阴气盛而潜藏卫阳则寐，如此则能调整昼夜节律，昼精而夜瞑。

三、临证心得

虽然黄培新教授在理论上以阴阳分治不寐病证，但在临床上，纯阴或纯阳证患者甚为少见。每每问及患者症状时，各类症状均可同时并见，故不寐之证大多虚实夹杂，且以本虚标实证居多，只不过入寐困难为重者阴虚火旺居多，易醒早醒者气虚居多。除上述诸症，临床上还应特别注意患者的情志因素，失眠可导致精神心理疾病，精神心理因素亦可导致失眠，两者常相互影响，形成恶性循坏，如失眠患者常常会担心失眠本身，睡前已事先担心今晚会失眠。心烦焦虑是不寐患者的常见症状。在临床诊治时，黄培新教授还特别注意对患者心理的疏导，常常询问患者家庭、工作是否有不顺心的事情，工作上对自己是否过分高要求等；若有家属陪同，还会叮嘱家属对患者多些关心，尽量让患者心情舒畅；倘若患者对自己要求严格，则会告诫患者凡事尽力而为，不必追求最好的结果，诸如此类等。此外，尚应叮嘱患者主动调整作息，避免人为地颠倒昼夜节律。临床上还应四诊合参，知犯何逆，随证治之，虚者补之，实者泄之。

参 考 文 献

孙洪生. 不寐病证的文献研究与学术源流探讨. 北京中医药大学，2006.

第六节　不寐论治之男女有别

黄培新教授临床接诊睡眠障碍患者，具有男女分治的特点，根据男女不同的生理特性，形成不同的问诊思路以及对应的治疗法则。自古以来都知道，男女有别，生理特质差异导致其对不同疾病的易感性有所不同。黄培新教授善于抓住男女不同疾病的流行病学特征，对其深入剖析，内化成自己的临床诊疗思路，巧妙而又准确，大大提高了临床诊疗效率。

一、女性睡眠障碍

黄培新教授通过多年的临床经验总结，认为女性睡眠障碍，多与神经内分泌紊乱有关。中医对妇女患病后睡眠特点的论述，最早见于《金匮要略》"妇人病，饮食如故，烦热不得卧而反倚息者，何也？师曰：此名转胞，不得溺也"。女子失眠临床上多见于月经不调、更年期综合征、心理精神性疾病如焦虑、抑郁等原发病证，均与体内激素代谢紊乱有关，这和女性的生理特点密切相关。女子以肝为先天，以血为本，女子一生经、孕、产、乳均与血有关，尤其是每月的月经来潮，使女子更容易气血失调，与西医学相参，则表现为神经内分泌紊乱，出现紧张、焦虑、抑郁等情绪。

（一）更年期综合征

更年期睡眠障碍是女性卵巢功能逐渐衰退，雌激素分泌逐渐减少，垂体促性腺激素增多，造成神经内分泌的一时性失调，下丘脑-垂体-卵巢轴反馈系统失调和自主神经系统功能紊乱所致，多发生在 45～50 岁。睡眠障碍是更年期综合征常见的症状，古医籍并未对更年期失眠障碍有单独的记载，而是散在于"脏躁""郁证""百合病""不寐"等病证的论述中。黄培新教授认为，更年期妇女不寐是由于阴血亏虚，天癸竭，《素问·上古天真论》曰："女子七岁，肾气盛，齿更发长……七七，任脉虚，太冲脉衰少，天癸竭，地道不通。"任脉为阴脉之海，冲为血海，天癸乃肾中精气所化生，任脉虚，太冲脉衰少，天癸竭，则意味着女子七七精血亏虚，肝肾阴精不足，这就导致了阴虚不能潜阳，阳气浮动，上扰心神，卫阳不入于营阴，则夜不能寐；而精血亏虚则肝体失养，肝气疏泄失常，易郁而化火，产生紧张、焦虑、抑郁等情绪，使心神不宁，亦加重失眠；此外，肝属木，肝病常克伐脾土，脾土受伐，则运化失常，气血生化受到影响，使气血亏虚进一步加重，最后表现为阴损及阳、阴阳两虚的证候特点，昼不精，夜不瞑。根据更年期女性的这些生理特点，黄培新教授认为该群体失眠的常见证型为阴虚火旺、肝郁脾虚证，以精血亏虚为本，故治疗上应当滋肝肾之阴精，调补阴血为要，兼以清上焦之浮火，疏肝理脾。

临床上，黄培新教授辨证论治，常常在甘麦大枣汤、四逆散、丹栀逍遥散、知柏地黄丸等的基础上加减治之。甘麦大枣汤出自《金匮要略·妇人杂病脉证并治第二十二》，原文为"妇人脏躁，喜悲伤欲哭，像如神灵所作，数欠伸，甘麦大枣汤主之"，该方主治症状描述与现代更年期综合征颇为相像，更年期失眠患者常表现为精神紧张、焦虑抑郁等情绪，夜间不能安寐，白昼因气血不足则数欠伸。甘麦大枣汤的组成为甘草、浮小麦及大枣，具有补益心脾、宁心安神的功效，主治脏阴不足，虚热躁扰所致脏躁。四逆散亦为仲景名方，由柴胡、枳实、芍药、甘草组成，黄培新教授常合六君子汤共奏疏肝理脾之功，因肝郁失眠常有化火之机，故加牡丹皮、栀子以清泻胸中之郁火，则烦乱可除。牡丹皮与栀子是丹栀逍遥散中清泻郁火的重要药对，其中栀子清心火而凉血，尤善泻火除烦，牡丹皮入肝经而清营凉血活血，二药合用清心肝之浮火，营阴凉而卫气得入，心烦得宁，神安则易寐。有临床试验研究显示，甘麦大枣汤合桂枝龙骨牡蛎汤治疗100例更年期失眠患者，有效率达90.0%，显著高于对照组艾司唑仑联合百乐眠的有效率（74.0%），说明补养心脾气血、舒肝滋阴潜阳的治法对更年期失眠的治疗有效。

此外，在中药治疗的基础上，黄培新教授常用维生素E、维生素 B_{12}、谷维素辅助治疗更年期综合征。这个处方是20世纪六七十年代临床上治疗更年期综合征的常用处方。黄培新教授评价，虽然现在治疗更年期综合征的药物五花八门，但这个处方来得简单，价格便宜，副作用小，既能让患者获益，又能减轻患者经济负担。

（二）月经不调

黄培新教授认为，治疗女子睡眠障碍必须问清患者的月经情况。因为月经不调是导致女性睡眠障碍的常见继发性因素，治疗此类睡眠障碍患者当以调理月经为要。女子与男子生理区别之一，就是月行一次的经血。女子月经受冲、任、督、带脉的调节，与肝、脾、肾三脏及气血的充盈密切相关。女子行经消耗精血，精血常亏，阴血下注，故心肝血虚是女子经期及经后睡眠障碍的常见病机；经前期是冲任气血充盈、胞宫成熟的过程，多表现为瘀滞不通之候，气机容易郁结，易导致心烦不寐。黄培新教授认为女子行经前后脏腑气血变动明显，经前经后病机迥异，当有所区别，治法上均应调和气血，疏肝理脾。处方在辨证论治的基础上，常以四逆散、甘麦大枣汤合方加减使用。而针对经前经后的不同，黄培新教授还常常以中成药逍遥丸联合归脾丸的周期疗法调理患者的月经情况，这两种中成药副作用小，对女性月经调理十分有益。这两种中成药的妙用在于服用的时间。经前气血壅滞于胞宫，当以通为要，宜服逍遥丸，血脉通畅，月经到来时经血下行亦顺畅；行经后，血脉空虚，心脾气血不足，当补益心脾，化生气血，精充气足而神旺。服用疗程通常在两个周期以上。

有研究对 35~45 岁女性失眠障碍患者的症状进行调查发现，睡眠障碍者月经失调发生率达 48.3%；郝桂林对 96 例月经失调患者的症状进行调查研究亦发现，52% 的患者有入睡困难的症状。可见，睡眠障碍和月经失调存在密切的关系，其具体因果关系尚未十分清楚，但多数学者认为与内分泌失调、精神心理因素有关。

抑郁症与焦虑症是女性常见的疾病，这是因为女性体内激素的变动幅度比男性要大。众所周知，女性来月经期间，情绪会变得不稳定，这是由女性体内雌孕激素的盛衰变化引起的。而女性经历这种激素变动的机会要比男性大得多，因为女性不仅有月经期，还有孕产期、哺乳期、更年期等，这使女性更容易产生焦虑抑郁的情绪，稍有不慎，如月经失调、体内激素代谢紊乱，加上外在情志刺激等诱因，就容易产生焦虑症、抑郁症等精神心理疾病，这是女性睡眠障碍的一大继发性病因。诊疗过程中不论是遇到更年期综合征导致的女性睡眠障碍，还是月经失调导致的女性睡眠障碍，黄培新教授均会关切患者的精神健康、家庭和睦情况、工作压力状况等，疏导患者的情绪，治法上注重在辨证论治的基础上舒达少阳，调畅气机。气的升降出入恢复正常，则营卫之气运行有序，阴阳协调，自能神安入寐。处方用药常用丹栀逍遥散、甘麦大枣汤等。谭赛通过药理机制研究发现，在甘草和大枣中均可提取出抗抑郁的活性成分，且甘麦大枣汤可通过提高脑内单胺类递质水平，调节下丘脑—垂体—肾上腺轴，增加脑源性神经营养因子及其 mRNA 的表达，改善细胞信号转导，进而达到抗抑郁的目的。

二、男性睡眠障碍

黄培新教授认为，男性失眠除原发性失眠之外，常见的继发性病因有前列腺疾病、慢性疲劳综合征等，这些慢性疾病在男性群体中发病率高，但常常不被重视，故临床上诊治男性失眠障碍，应关注患者的这些慢性病情况，积极治疗原发病。

（一）前列腺疾病

前列腺增生、慢性前列腺炎是男性中老年人的常见慢性疾病。有资料显示约 50% 的男性会在一生中的某个时期会受到慢性前列腺炎的影响，其主要症状表现为尿频、尿急、夜尿增多等，虽然不会对生命产生威胁，但会影响生活质量。其中频繁的睡眠中断以及伴随的焦虑紧张情绪是影响睡眠质量的重要因素，且精神症状在慢性前列腺炎患者中的表现尤为明显。男性失眠患者前来就诊时，黄培新教授都会询问是否有前列腺相关疾病病史、夜尿次数。中医认为，肾虚湿热瘀阻是慢性前列腺炎及前列腺增生的核心病机，肾虚也是导致不寐的病因之一，湿热瘀阻则气机不畅，亦为影响营卫之气运行而导致失眠的因素。西医学认为，前列腺增生会导致尿频、尿急、夜尿增多，进而中断睡眠，影响睡眠维持状态，患者对疾病的担心也会导致焦虑情绪引发失眠；此外，慢性炎症的炎性因子升高亦参与失眠的发病机制[9]。所以，黄培新教授治疗男性前列腺增生伴有睡眠障碍患者，注重对原发病——前列腺疾病的治疗，在辨证论治的基础上，加用前列通胶囊及新癀片，缓解患者的前列腺症状，如此睡眠障碍才有转机。

Faith S L 等学者对糖尿病患者睡眠质量及生活质量研究时发现，约 55% 的 2 型糖尿病患者睡眠质量较差，生活质量也较差。Hernández 等对良性前列腺增生（Benign prostatic hyperplasia，BPH）患者睡眠质量研究发现，相对于无夜尿症的 BPH 患者，有夜尿症的 BPH 患者存在更多的睡眠问题。刘敏的研究显示，前列腺增生合并 2 型糖尿病患者睡眠障碍发病率较高。夏小韬的研究发现，Ⅲ型前列腺炎患者往往合并睡眠障碍，使用常规用药配合抗焦虑和镇静催眠药物进行治疗，能够有效改善患者的睡眠障碍问题。

（二）慢性疲劳综合征

慢性疲劳综合征是影响现代人的常见疾病。由于现代社会环境竞争激烈，生活节奏加快，特别是在事业上更专注的男士，易患慢性疲劳综合征。慢性疲劳综合征是指疲劳持续 6 个月以上，在排除各种疾病的基础上，出现以下症状中至少 4 项的疾病，包括短期记忆力减退或者注意力不能集中、咽痛、淋巴结疼痛、肌肉酸痛、不伴有红肿的关节疼痛、新发头痛、睡眠后精力不能恢复、体力或脑力劳动后连续 24 小时身体不适。慢性疲劳综合征病因不明，但往往具有睡眠障碍症状及精神心理症状。其睡眠障碍特点为入睡困难，睡眠效率低如睡眠维持困难、易觉醒、早醒，醒后无轻松感，白天过度嗜睡等。黄培新教授认为，这种睡眠障碍症状属于心脾肾之虚证，治疗上宜补气，健运脾胃，使后天生化有源，同时补肾精，培补一身之元阴元阳。本证候的辨证论治大体可参照阴证不寐进行治疗，用药可联合补中益气丸升提阳气，心脑得养则神明可安。

　　睡眠障碍是影响人们生活质量的一大疾病，对该病的基本治法仍不离"不寐的同病异治"中的阴阳分治。男性和女性生理特性不同，常见的继发性病因不同，治疗重点也各异。临床上应洞悉这些区别的普遍性，从而能迅速抓住疾病的主要矛盾，使治疗更具有针对性。

参 考 文 献

[1] 周立美，刘艳骄.中医学关于妇女睡眠及睡眠障碍的认识.中国中医基础医学杂志，2011，17（10）：1159，1165.

[2] 丘健新，王艾.甘麦大枣汤合桂枝龙骨牡蛎汤治疗围绝经期失眠疗效观察.中国实用医药，2018，13（10）：135-137.

[3] 刘春生.60例女性睡眠障碍症状分析.世界睡眠医学杂志，2017，4（5）：260-262.

[4] 郝桂林.妇女月经紊乱伴睡眠障碍的临床治疗.吉林医学，2010，31（6）：770-771.

[5] 谭赛，黄世敬.甘麦大枣汤抗抑郁研究.世界中医药，2017，12（3）：712-715.

[6] 夏小韬，尹建福.Ⅲ型前列腺炎和睡眠障碍问题研究.世

界睡眠医学杂志，2018，5（10）：1169-1171.

[7] 杨伟，赵红. 良性前列腺增生症的中医治疗研究进展. 中西医结合心血管病电子杂志，2019，7（5）：84-85.

[8] 孙自学，李鹏超. 慢性前列腺炎的中医诊疗思路探析. 辽宁中医杂志，2019，46（2）：268-269.

[9] 刘敏，孙常铭，杨新宏，等. 前列腺增生合并2型糖尿病患者睡眠状况与高胰岛素血症及炎症反应的相关性. 中国老年学杂志，2016，36（19）：4778-4781.

[10] Faith S. Luyster, Jacqueline Dunbar-Jacob. Sleep Quality and Quality of Life in Adults With Type 2 Diabetes. The Diabetes Educator, 2011, 37（3）.

[11] Hernández C, Estivill E, Cantalapiedra A. Impact of nocturia on sleep quality in patients with lower urinary tract symptoms suggesting benign prostatic hyperplasia（LUTS/BPH）. The NocSu Study, 2010, 34（5）：450-459.

[12] 石阶瑶，徐勇. 慢性疲劳综合征诊断标准的研究现状. 宁夏医学杂志，2013，35（11）：1120-1122.

第七节　巧用"胃不和则卧不安"
治疗不寐

　　"胃不和则卧不安"，黄培新教授临床诊治失眠患者，常考虑患者是否有消化系统疾病或症状。现代调查研究显示，功能性胃肠病患者常伴有失眠障碍症状，与精神障碍共病的现象较为常见，印证了"胃不和"与"卧不安"的相关性。"知其要者，一言而终"，探析"胃不和则卧不安"深层的机理，能帮助我们抓住脾胃病与不寐病的内在关系。

一、"胃"的概念范畴

　　理解"胃不和则卧不安"，当先明晰"胃不和"之"胃"的概念范畴。"胃不和则卧不安"的记载最早出自《素问·逆调论》："人有逆气不得卧……是阳明之逆也……阳明者胃脉也，胃者六腑之海，其气亦下行，阳明逆不得从其道，故不得卧也。《下经》曰：胃不和则卧不安。此之谓也。"古人对"胃"的描述多不局限于胃腑，而是涵盖了小肠、大肠及脾等脏腑，如《灵枢·本脏》云："小肠大肠皆属于胃。"《素问·六节藏象论》曰："脾、胃、大肠、小肠、三焦、膀胱者，仓廪之本，营之居也……"而在《伤寒论》中对"胃家实"的描述亦佐证了"胃"不仅仅指胃腑，更涵盖了整个消化系统的范畴。

二、"胃不和"与"卧不安"的中医机制关系

（一）脾胃为气机枢纽

百病皆生于气也，人体生理功能的正常运行依赖于气机的正常，即气的升降出入有序不失其常，脾胃为气机升降的枢纽，是人一身之气升降出入的核心。脾气宜升，散精输肺，升清阳而濡九窍；胃气宜降，降浊阴而利九窍。二者一升一降，构成人体一身气机升降的枢纽。心肾相交依赖中焦升降枢纽的传递，朱丹溪在《丹溪心法》言："脾能使心肺之阳降，肾肝之阴升，而成天地之交泰，是为无病。"脾胃运纳失常，升降之序乱，上下之气难以交合，使心肾不交，则可致"卧不安"之候。

（二）神胃相关

不寐之病，与中医理论的神最为相关。神安则易寐，神不安则难寐；心藏神，神与心关系最为密切，然而神非心所独藏，五脏亦各藏其神，且与胃中水谷精气密切相关，如《灵枢·平人绝谷》中说："神者，水谷之精气也。"脾胃为后天之本，气血生化之源，脾为胃行其津液，散布水谷精气，五脏六腑、四肢百骸皆以得养，脏腑所藏之神亦以得养，人体机能正常，则神气亦能正常。脾胃化生营血，

《灵枢·营卫生会》云："血者神气也。"可见神与胃密切相关。

（三）心胃相关

心之与胃，古人常不甚细分，这是因为其解剖位置接近，症状上常将二者混淆，故治法上常心胃同治，这也与其脏腑相连，经络相通有关。《灵枢·经别》言："足阳明之正，上至髀，入于腹里，属胃，散于脾，上通于心……还系目系，合于阳明也。"可见足阳明胃与心系密切相关，故常相互为病，如《伤寒论》阳明腑实证即见胃热循经上扰所致心烦谵语之证候。

（四）脑胃相关

脑为"元神之府"，随着后世医学的发展，医家们越发认识到脑与神明的密切关系。王清任在《医林改错·脑髓论》中说："灵机记性在脑者，因饮食生气血，长肌肉，精汁之清者，化而为髓，由脊骨上行入脑，又名脑髓。"脑与胃亦密切相关，主要表现为脾胃生清阳，濡养脑髓脑络，《灵枢·动输》言："胃气上注于肺，其悍气上冲头者，循咽，上走空窍，循眼系，入络脑。"脾胃的运化功能失常，会产生病理代谢产物如湿、饮、痰，痰湿水饮痹阻脑脉可致使元神失常，影响睡眠。

三、营卫生成与运行

营卫生成和运行与寤寐的关系在前面章节已有阐述。

脾胃生理机能的正常是营卫生化有源的保证。王洪图先生曾对卫气由阳入阴过程中胃的关键作用作过精辟的论述，提出卫气自阳经入于阴经的大门正是手足阳明经，此二经之气不和，最易影响卫气的顺利运行，若卫气不能入于阴经，则出现失眠。从卫气循行节点来看，卫气自阳入阴的最后两条经脉是足阳明胃经和手阳明大肠经，而自阴出于阳最后脏腑是脾，因此，虽然诸脏腑经脉失调皆可影响卫气自阳入阴及自阴出阳的运行，但总以脾、胃、大肠最为突出、关键。

四、辨证论治

黄培新教授认为，肝郁脾虚为失眠伴胃肠道疾病者临床最常见证型，治疗多从肝脾论治，疏肝理脾，以调理脾胃为最重要。临床常用方剂为四逆散、六君子汤、瓜蒌薤白半夏汤、乌贝散等。

黄培新教授调理肝脾最喜用四逆散，治疗本章疾病也多以四逆散为基础方加减使用。四逆散乃调和肝脾之名方，出自《伤寒论》，其方剂组成为柴胡、枳实、芍药、炙甘草，本用于治疗阳郁厥逆证之手足不温、腹痛、泄利下重等症，后世医家将其应用于治疗肝脾气郁诸症。方中柴胡入肝胆经疏肝解郁，升发少阳春升之气，春气升则万化安，为君药；白芍敛阴养血柔肝，为臣药，与柴胡合用以补养肝血，护肝之体而条达肝气，可使柴胡升散而无耗伤阴血之弊；佐以枳实理气解郁，泄热破结，与柴胡为伍，一升一降，斡旋中焦脾胃升降之气，奏升清降浊之功；炙甘草益脾和中，调和诸药，为使药。诸药合用，可使邪去郁解，气血条畅，清阳得伸，浊阴得降，而肝脾得调。脾虚较重者，加四君子汤；兼痰多者，加陈皮、法半夏即六君子汤，或加砂仁、木香而成香砂六君子汤。脾气虚则中焦运纳失常，多生痰湿，痰湿为患则进一步阻滞气的升降出入，加重病情，形成恶性循环。四君子汤乃益气健脾之名方，现多用党参易人参，配伍白术、茯苓、炙甘草，四药合用，温而不燥，平补不峻，犹如君子之平和风韵，故名"四君子汤"。其衍生之类方如陈夏六君子汤，增加陈皮理气化痰，半夏燥湿化痰而降逆止呕；香砂六君子汤，增加砂仁理气温中而止呕，木香疏肝和胃、行气止痛，能治肝胃气滞证，临床上可根据患者痰湿的多少、中焦气滞的轻重而加减运用，权变活法。黄培新教授多用四逆散合四君子类方加减治疗睡眠障碍伴消化系统疾病或症状的患者，症见食欲缺乏、面色萎黄、胃脘疼痛、泛酸、恶心、呕吐等。此类患者或见胸胁满闷，甚者表现为胸中痞塞不舒，而见胸阳不振诸症，黄培新教授多在前方基础上合用瓜蒌薤白半夏汤，以宽胸理气化痰，舒展胸中气机，胸阳得舒，心神得安。治疗伴胃食管反流的患者，加用乌贝散，即乌贼、浙贝母，起制酸止痛之效，对胃、十二指肠溃疡患者有收敛止血之功。

以上诸方为黄培新教授治疗"胃不和则卧不安"调理肝脾之核心方药。对于女性患者，多加甘麦大枣汤，补益心脾气血，养心安神。对于兼见心火偏亢、肾阳虚衰之心肾不交患者，在调理肝脾的基础上，泻心火，助肾阳，方用交泰丸。取黄连苦寒，入少阴心经，降心火不使其炎上；取肉桂辛热补火助阳，引火归原，入少阴肾经，暖水脏而使肾水上济于心，借助中焦气机升降之枢纽，上下交通，水火既济，燮理阴阳，则阴平阳秘，精神乃治。

值得一提的是，运用半夏治疗失眠的历史由来已久，《黄帝内经》已有用半夏治疗失眠的记载。如半夏秫米汤、半夏汤，《灵枢·邪客》言："补其不足，泻其有余，调其虚实，以通其道而去其邪；饮以半夏汤一剂，阴阳已通，其卧立至。"有研究统计，从《黄帝内经》至1911年刊行的中医文献中失眠方剂共177首，组方药物159味，半夏位列高频药第6位。现代药理研究显示半夏在复方制剂中可增强药物的镇静、催眠作用。

五、现代研究

马伯艳的研究发现温胆汤可以明显增强失眠大鼠大脑皮质和下丘脑胆囊收缩素8的阳性表达，从而推测胆囊素可能是"胃不和"与"卧不安"之间的物质基础。谌剑飞等对90例失眠伴明显消化系症状患者进行幽门螺杆菌（helicobacter pylori，Hp）测定，发现Hp感染率（77%）显著大于对照组（$P < 0.01$），并从"胃不和则卧不安"出发，提出"卧不安亦胃不和"的观点，认为失眠同样可导致脾胃损伤，胃失和降。

现代研究表明，功能性胃肠病与精神障碍有紧密的联系，常以共病的形式出现，其机制目前研究的结果有皮质-边缘系统痛觉传导/调节异常，脑-肠轴活化及5-羟色胺假说。皮质-边缘系统是情绪控制中心，睡眠是其主管的一部分功能。内脏受到刺激，可使上行刺激信号增强，导致"痛觉基质"过度激活，边缘系统紊乱及过度活化；人体通过脑-肠轴接受外界各种信息，主要是自主神经系统和下丘脑—垂体—肾上腺轴进行脑和胃肠道的双向调节，在不同水平上影响着胃肠的运动和感觉，同时胃肠道各种信息也同时反馈到大脑中枢，影响情绪及躯体功能。5-羟色胺是重要的神经递质之一，参与胃肠道功能的调节，同时亦与睡眠、学习、记忆、激素水平以及性行为等有关。5-羟色胺的含量变化可引起紧张、强迫综合征、恐惧、抑郁甚至精神分裂等症状，这些病症往往同时伴有消化道症状，如内脏高敏感等。

不论是古代文献记载，还是现代流行病学、病理机制、药理机制研究，无不印证消化系统疾病与精神睡眠障碍的密切关系。《脾胃论》言："内伤脾胃，百病由生。"故临床上诊治失眠患者，黄培新教授会询问患者饮食、大小便情况，询问是否有嗳气泛酸、腹痛腹胀，以及既往是否有消化道病史等。对有"胃不和"情况的患者，则重点调护脾胃，使中焦气运通畅，升降协调。营卫之行不失其常，则神明得安，其病可治。

参 考 文 献

[1] 路青，杨少军."胃不和则卧不安"病机在功能性胃肠病伴失眠症临床应用研究概况.实用中医内科杂志，2014，28（4）：182-185.

[2] 左国文，梁列新.功能性胃肠病与精神障碍共病的流行病学研究进展.中国临床新医学，2015，8（7）：691-695.

[3] 詹海洪，王洪图.黄帝医术临证切要.北京：华夏出版社，1993.

[4] 宋咏梅，崔利锐，李军伟.古代失眠方药的文献分析.山东中医药大学学报，2012，36（5）：392-394.

[5] 蔡国英，黄露艳.半夏在治疗失眠中的应用.吉林中医药，2017，37（7）：729-731.

[6] 马伯艳，张福利，周景华，等.温胆汤的睡眠改善作用与失眠大鼠脑中胆囊收缩素8表达的关系.中国临床康复，2006（35）：45-47.

[7] 谌剑飞，谭薇，严颂琴，等.失眠与幽门螺旋杆菌感染关系研究及中西医病机探讨.中华中医药学刊，2007（12）：2466-2467.

[8] 邱惠明.对精神障碍与功能性胃肠病（FGIDs）关系的认识.中国医药指南，2013，11（11）：476-477.

[9] 韩麦，段丽萍.功能性胃肠病与精神障碍共病的研究进展.中华医学杂志，2010（22）：1580-1582.

第八节　审因论治（一）：头痛

　　头痛是指由外感六淫或内伤杂病所致头部脉络拘急或失养，清窍不利引起，以自觉头部疼痛为临床特征的一种常见病证。《素问·脉要精微论》指出："头者精明之府。"张介宾注："五脏六腑之精气皆上升于头。"且头为诸阳之会，手足三阳经、督脉、手少阴经及足厥阴经皆直接上循于头面，由此可见头痛之疾虽痛在头部，然与五脏六腑、循行经络皆有密切联系。其病因病机复杂，是以世人所言"头痛医头"之谬可知也。西医学对头痛分型众多，按病因可分为原发性头痛、继发性头痛。黄培新教授诊治头痛除明确西医诊断外，还注重根据头痛发作的不同部位、时间及兼症进行论治。本章节着重介绍黄培新教授对头痛的同病异治经验。

一、头痛源流概述

　　中医对头痛的记载可追溯到甲骨文时代。《黄帝内经》称本病为"脑风""首风"。《素问·风论》云"风气循风府而上，则为脑风"，"新沐中风，则为首风"，认为头痛的病因不外乎外感和内伤两种。《灵枢·经脉》记载了经脉的循行部位，除手足三阳经、督脉、手少阴心经及足厥阴肝经直接循行于头面部外，所有阴经的经别合于相表里的阳经之后均到达头面部，故头痛之疾与五脏六腑均相关。后世医家逐渐丰富了头痛的诊治理论。汉代张仲景发展了头痛的分经论治，在《伤寒论》中论及太阳、阳明、少阳、厥阴头痛见症；金元时期，李东垣将头痛分为外感头痛和内伤头痛，补充了太阴头痛和少阴头痛，并主张头痛应分经用药，奠定了头痛分经用药的基础；《丹溪心法·头痛》提出头痛"如不愈各加引经药，太阳川芎，阳明白芷，少阳柴胡，太阴苍术，少阴细辛，厥阴吴茱萸"；《证治准绳·杂病》认为，虽然导致头痛的病因众多，不管头痛、头风，"皆当验其邪所从来而治之"，这与黄培新教授对头痛的审因论治如出一辙。

二、临证经验

（一）根据头痛部位论治

黄培新教授治疗头痛，注重头痛发作的部位。头为"诸阳之会"，手足三阳经均上会于头，而经络是运行气血、联系脏腑的通道，故根据头痛的部位，可辨别病位在何经何脏何腑。

如痛在头侧者，病及少阳；痛在颠顶或连目系者，病在太阳或厥阴；痛在枕后项背者，病及太阳；痛在额前眉棱骨者，病在阳明。头痛发于头部两侧者，病属少阳，此类头痛常常伴有情志症状，黄培新教授喜用小柴胡汤或柴胡疏肝散加减治疗。此外，肝胆实火上攻头目，亦能引起剧烈头痛，治当泻肝胆实火，方用龙胆泻肝汤加减。

若前额或眉棱骨疼痛，黄培新教授认为当详审病因，因为前额及眉棱骨疼痛，既可以为单纯的紧张型头痛等原发性头痛，也可以是前组鼻窦炎引起的继发性疼痛。前组鼻窦接近头颅表面，其引起的继发性头痛多在前额、内眦及面颊部，临床上常易与原发性头痛混淆。鉴别要点是鼻窦炎具有鼻塞流脓浊涕的症状特点，并常伴有嗅觉功能障碍。黄培新教授认为鼻窦炎牵连至印堂疼痛者，病及督脉。督脉乃奇经八脉之一，为一身阳脉之海，总督诸阳，若此经经气亏虚，风寒之邪易趁虚而入，寒气入经则稽迟，泣而不行，经气不通，阳气被遏，故猝然而痛，此乃本虚标实之候。

痛在头顶项背者，病主太阳，常表现为肌紧张性血管性头痛，大多只是功能性头痛，此类头痛迁延不愈则可发展为颈椎病。针对此类头痛的治疗，黄培新教授除遣太阳经引经药之外，还用葛根、白芍一类舒筋柔筋药，解除肌肉痉挛，缓解局部症状。其中重用葛根，正如《伤寒论》14条和31条治疗太阳病"项背强几几"使用桂枝加葛根汤或葛根汤，葛根的用量均为方中最大。

上述头痛部位与归经并不绝对，许多头痛的发作部位有时并不典型，而经络的循行亦十分复杂，如足太阳膀胱经"起于目内眦，上额交巅；其支者，从巅至耳上角；其直者，从巅入络脑，还出别下项"，故各部位头痛均可与太阳经相关。黄培新教授通过中西医结合的视角，将西医疾病解剖及病理生理与中医脏腑归经相参，达到对疾病病因病位的精确诊断。

（二）根据头痛时间论治

黄培新教授辨治头痛，除重视头痛发作的部位外，还格外关注头痛发作的时间。人与天地自然是一个整体，一日四时的阴阳消长节律性变化对疾病的发生发展均能造成一定影响，正如《素问·宝命全形论》曰："人以天地之气生，四时之法成。"一日四时的阴阳消长规律，在《素问·生气通天论》已有记载："平旦人气生，日中而阳气隆，日西而阳气已虚，气门乃闭。"不同类型的头痛，因病因病机不同，故发作时间有所不同。若晨起时病情严重，活动后有所缓解者，多要考虑高血压性头痛，由血压随昼夜节律出现生理性波动，于清晨出现早高峰所致；若头痛晨起轻，午后重，疼痛部位在前额、面颊或连及上磨牙者，多考虑上颌窦炎；若晨起前额痛，并逐渐加重，午后减轻，至夜疼痛消失者，则多考虑额窦炎。根据头痛的发作时间特点，结合疼痛部位及病史，常可以对头痛的病因病位有较清楚的判断。根据患者病情一日之间的轻重变化，亦可对病证的寒热虚实做出判断。

"天有四时五行，以生长收藏，以生寒暑燥湿风。"四季气候的变化对疾病的影响亦十分显著。如鼻窦炎引起的头痛多发于春夏，黄培新教授认为这是时令之邪所伤，湿邪黏滞重浊，风湿在表，常表现为头重如裹，治当祛风胜湿、宣通鼻窍，方用羌活胜湿汤。方中既有羌活、独活、藁本、防风、川芎、蔓荆子、白芷等风药之品，能疏散头面风邪，宣通鼻窍，胜湿通痹止痛；又有芳香化湿药藿香、砂仁，畅中焦脾胃而化湿浊。诸药合用，共奏祛风散寒、化湿通痹止痛之功，是黄培新教授湿季治疗鼻炎引起的头痛的常用方剂。

（三）根据病因进行论治

审因论治是黄培新教授临床诊疗过程的一贯风格。因对头痛病因的辨析关乎治法治则，故在此主要论述黄培新教授对鼻窦炎、高血压继发性头痛及原发性紧张型头痛的论治，以供学习借鉴。

高血压是引起头痛的常见病因，黄培新教授诊治头痛尤为关注高血压因素对头痛的影响，治疗上注重调控血压，稳定血压波动的范围。中医古籍中未有对高血压病的记载，而是散见于"眩晕""头痛"之中，可见眩晕、头痛是高血压的常见症状。高血压是中老年人的常见病，随着现代人生活水平的提高，人类的寿命越来越长，高血压的发病率亦日渐增高。有调查显示，我国老年人高血压患病率高达53.24%。可见，临床诊治头痛，应关注高血压因素带来的影响。高血压性头痛的临床特征为清晨起床时较严重，活动后有所缓解，这是因为人体血压受神经内分泌调节，伴随昼夜节律变化，在清晨可出现晨峰现象。情绪波动、运动等亦可导致血压升高，继而诱发头痛。其头痛部位可因高血压程度的不同而表现为枕后颈肩、前额、眼眶、颞部甚至全头疼痛，发作时以胀痛、搏动性疼痛为特征，同时可伴有眩晕、耳鸣、健忘、腰膝酸软等症状。高血压病的中医病因病机，多为脏腑功能失调，精、气、血亏虚，以及风、火、痰、瘀互结，病位主要在肝肾，多为本虚标实之证。《素问·五脏生成论》言："头痛癫疾，下虚上实，过在足少阴、巨阳，甚则入肾。徇蒙招尤，目冥耳聋，下实上虚，过在足少阳、厥阴，甚则入肝。"治疗上当分清标本缓急。标急为甚，以风、火、痰为突出表现者，当以平肝息风为要，黄培新教授常用自拟降压方进行治疗。该方药物组成有天麻、钩藤、白芍、茵陈、黄芩、菊花、石决明、浙贝母、杜仲、豨莶草、砂仁、牛膝。其中天麻、钩藤清肝平肝，白芍敛阴柔肝而平抑肝阳，茵陈、黄芩、菊花清肝泻火并上散风阳，石决明咸寒质重而重镇潜阳，浙贝母清泻痰火，砂仁畅中焦而芳香化湿，豨莶草祛风湿止痹痛并能补肝肾，杜仲、牛膝补肝肾，且牛膝能引血下行，直折亢阳。诸药相合能奏平肝潜阳，清热息风之功。若本虚为甚者，多为肝肾阴亏，水不济火，治当滋阴潜阳为要，药用天麻、钩藤、白芍、生地黄、醋龟甲、豨莶草、石决明、菊花、海藻、杜仲、砂仁、牛膝。即在上方基础上去茵陈、黄芩、菊花等寒凉清泻之品，加生地黄滋阴凉血，龟甲咸寒滋阴而潜阳息风，海藻消痰利水。两方大同小异，均为平肝降压之剂。前者重于泻实，以平肝息风为主；后者重于补虚，更偏于滋阴潜阳。黄培新教授常在此两方基础上加减用药，调控血压，从整体上协调阴阳，使患者恢复阴平阳秘的状态。

鼻窦炎亦为岭南地区常见的头痛继发性病因，中医称之为"鼻渊"。前组鼻窦炎的头痛部位多位于前额，故常易与发生在前额部的原发性头痛相混淆，黄培新教授在诊治前额头痛的患者时，尤为注重与鼻窦炎的鉴别。治疗上，用药不离白芷。白芷可谓是治疗前额眉棱骨疼痛的代表药，常作为引经药治疗阳明头痛，不仅可以祛风散寒止痛，还能宣通鼻窍，故不论鼻渊还是单纯性前额头痛，皆可用之。头痛连及印堂者，黄培新教授认为其病及督脉，正虚邪侵，治疗上当发散风寒，同时还应补肾强督，药用淫羊藿、巴戟天之类。对于慢性鼻窦炎者，黄培新教授认为此乃本虚之病，临床中以脾虚湿盛证多见。脾位于中焦，主升清阳并运化水湿痰浊。脾虚者，清阳不升，浊阴不降，痰浊蒙蔽清窍则鼻塞流涕；阻滞经络，经气不通则痛。治当以半夏白术天麻汤加减化裁治疗，健运中焦，燥湿化痰。

紧张型头痛亦是临床常见的头痛类型之一，以往称为肌收缩性头痛。其痛如压迫、紧箍、沉重之状，以双侧枕部、颞部、额部甚或全头疼痛多见，并常因紧张、焦虑等情志变化而加重。西医学认为其发作与头颅和颈部肌肉痉挛、血管收缩有关。黄培新教授认为此类头痛与少阳及太阳病变密切相关。肝主疏泄，气血的正常运行有赖于肝气的调畅，如因情志刺激导致肝气不舒，气机不畅，或肝气升发太过，即可影响气血运行，致使头颈血脉拘急而疼痛。

治疗紧张型头痛，黄培新教授从少阳病机出发，以小柴胡汤或柴胡疏肝散为基础方化裁用药。牡丹皮、栀子是黄培新教授治疗少阳病证常用的药对。少阳气机郁滞，常易化火，牡丹皮清热凉血、活血散瘀，除阴分之热而具通行之功；栀子最善清胸中烦热而清心除烦，合柴胡、黄芩，能疏解少阳郁热，配伍白芍敛阴和营而柔肝缓急，顾肝之体而缓肝气之急，能舒张筋脉，对肌紧张性血管性头痛有良好的疗效。此外，"巅顶之上，唯风药可到也"，治疗头痛，唯有风药轻清之品能上达头窍。风药之中，黄培新教授常用藁本、蔓荆子、防风之类，上散头部风邪，祛邪安正。而针对肌肉痉挛的头痛特点，黄培新教授常重用芍药、葛根疏筋柔筋，缓急止痛；对于颈枕项背疼痛者，葛根还能引药归经，解太阳之痉。黄培新教授认为，此类头痛患者，可能伴有睡眠障碍、夜间睡眠时间不足，问诊时应询问患者夜间睡眠情况，对确有睡眠障碍患者，应兼用安神之法以助眠，标本兼顾。其法可参照睡眠障碍章节进行论治。

三、小结

头为"诸阳之会""清阳之府"，又为髓海所在，居于人体最高位，五脏之精血、六腑之清气皆上注于头，手足三阳经亦上会于头。故头痛虽为常见病证，但病因繁多，病机复杂，使得头痛之疾不容小觑。黄培新教授根据头痛发作的不同部位、时间及病因，对头痛的治疗做到因人、因时、因地制宜，并通过中西医结合诊断，如对西医学不同类型头痛的好发部位及时间与中医相应部位的脏腑归经及阴阳消长变化特点相结合，达到对头痛病因病机的充分认识。审因论治应贯穿疾病诊疗的始终，外感内伤当悉辨之。

参 考 文 献

王永炎，张伯礼. 中医脑病学. 北京：人民卫生出版社，2007.

第九节 审因论治（二）：郁证

郁证是中医主要的情志疾病之一，主要临床表现为情绪的异常及伴随的躯体化症状。情绪异常包括心情抑郁、悲观厌世，或易怒易哭、焦虑不安等；而躯体化症状临床多见胸部满闷、胁肋胀痛、失眠多梦、咽中如有异物梗阻之感等。根据其主要的临床表现，郁证主要见于西医学中的焦虑症、抑郁症、癔症、神经衰弱、更年期综合征及反应性精神病等。黄培新教授在长期临床实践过程中，对郁证的治疗主张审因论治，辨明发病原因，根据患者的不同特点进行论治，动态调整气血阴阳平衡，同时减少西药的副作用，提高患者生活质量。

一、轻型郁证

（一）重视疏肝解郁

郁证患者的躯体化症状多种多样，倘若根据患者症状遣方用药，处方必然杂乱无章，故治疗郁证，当抓住其共性病机，切其要害。在郁证初期，病情轻浅，尤其是未服用抗抑郁药物治疗的患者，其核心病机为肝气郁结，与脾、心、肾联系密切，常表现为肝脾不和、心神不宁、肝肾不足等证，其中以肝郁脾虚证尤为突出。在中医理论中，人体情志的畅达，有赖于全身气机的协调。肝主疏泄，调达一身气机，并调畅情志。肝气条达，则一身气机通畅，升降出入正常，心情开朗；反之，肝气郁结，木气不和，则一身气机郁结不通，情绪郁结，难以纾解，出现心情抑郁、悲伤欲哭、焦虑不安等病症。气机疏泄也和脾胃密切相关，脾胃居于中焦，是人体气机升降的枢纽。脾主升清，胃主降浊，二者协调有度，则全身气机升降有序，从而使全身脏腑功能及情志活动协调平衡。《金匮要略·脏腑经络先后病脉证》云："见肝之病，知肝传脾，当先实脾。"肝气郁结，木气横逆，乘犯脾土，脾胃不和，故临床上轻型郁证的患者常表现为肝郁脾虚证。脾土受伐则运化失司，水液失布，蕴痰生湿，阻遏气机；脾胃为后天之本，气血生化之源，脾胃虚弱则生化无源，出现神疲乏力、心慌气短、纳呆嗳气等症。此外，肝郁脾虚，气血生化无源，则心神不宁。

人过中年，"阴气自半"，肾元不足，或肝郁日久，子病及母，肝肾同病，下焦亏损。此类患者常见的临床症状为心情郁闷、低落、焦虑不安，兼有胸胁胀闷、眩晕头痛、乏力、食欲不振、大便干结或溏等。肝气郁结，脾胃虚弱，气血无源，心神失养，则见寐差、心悸；肝气郁结，郁而化火，肝胆郁热，则见烦躁、不寐、坐不能安、口干口苦、舌红苔黄；肝肾不足，水不涵木，则精力不足，或自觉手足烘热，或肢冷畏寒。因此，黄培新教授认为，此类患者病机多为肝郁脾虚，治疗上以疏肝健脾为基本法，并随症加减。用药上，以四逆散、四君子汤、瓜蒌薤白半夏汤、甘麦大枣汤、交泰丸五方组合为基本方。其中柴胡、芍药、枳实、香附疏肝理气，调畅气机，通行气血；茯苓、党参、白术健脾益气，补益脾胃，脾旺而不受邪，与前药配伍，使肝强得制而无以乘脾，脾健则肝难相乘，肝脾胃调和，则气升降有序，气机调畅，进而心胸开阔，愤郁诸症自能消散，并且健脾补气，后天生化气血充沛，则精充气足神旺；再入瓜蒌实、法半夏、薤白宽胸散结，涤痰通窍，通达阳气，对于胸闷气滞、胸阳不振者尤为适宜；炙甘草、浮小麦、大枣宁心安神；黄连、肉桂交通心肾。

另外，调肝理脾之事非短期即可奏效，应缓缓图之，同时鼓励患者积极配合治疗。黄培新教授根据多年的临床观察，在这些方药的基础上，根据患者的个性表现加减药味，执简驭繁，多有收效。心情郁闷不舒、烦闷难耐者，加入郁金、合欢皮、素馨花调畅情志；肝胆火郁，心情烦躁，寐差口苦者，重用黄连清心除烦，或加入牡丹皮、栀子清肝泻火，麦冬、玉竹柔阴安神；脾胃虚弱者，加入生晒人参、麸炒白术固护中焦；烦躁易动者，加入龙骨、牡蛎重镇安神；肝肾不足者，加入山茱萸、墨旱莲、女贞子调补肝肾，益智仁、淫羊藿、巴戟天强壮元阳。

（二）消除应激事件

神是人生命活动的主宰，调控人的意识、思维、情感等精神活动。神来源于人体的精气血津液，是脏腑精气对外界刺激应答的结果。当脏腑失调，精气血津液无以化神养神，人对外界刺激不能进行自我调节，从而出现悲观厌世、抑郁、焦躁等表现。因此，在临床中，郁证患者除了躯体化症状，精神心理问题也不容忽视。及时识别心理问题，解除外界刺激，缓解焦虑、抑郁等情绪，对于疾病预后极为重要。

郁证患者多数存在应激事件，因此黄培新教授在治疗郁证的同时，十分注重对患者的心理健康教育，给予患者充分的人文关怀，心理调节与药物治疗并驾齐驱，才能获得最大的疗效。黄培新教授认为，应询问郁证患者工作生活中遇到的挫折困难，引导其倾诉，寻找疾病的诱因；嘱托亲人朋友多支持、鼓励和配合患者的治疗，尽可能消除应激事件的影响；在工作方面，要试图帮助患者解压，引导患者放下心理包袱，接受自己的不足。除此之外，还应鼓励患者多进行户外活动，通过户外活动调节情志，转移注意力，同时强健体魄改善体质，对疾病的康复均有帮助。

（三）男女分治

黄培新教授认为，治疗郁证，男女共性不同，虽然二者均有气病，但女性多气血两虚，男性多气阴两虚，治疗上当有所区别。

女子以肝为先天，以血为用，有别于男性。妇女有胞宫藏泻，月事时下，每月都会经历气血盛衰的变化，所以女性郁证多为气血亏虚，而月经失调是其常见的兼症。黄培新教授治疗女性郁证，常根据患者月经周期调理气血。通过调经，使患者胞宫藏泄有度，脏腑功能协调，气血阴阳不失其常，郁证也随之得到改善。治疗上，除常规辨证论治之外，多合以甘麦大枣汤。该方主治"妇人脏躁，喜悲伤欲哭，像如神灵所作，数欠伸"之证。从西医学的角度分析，妇人脏躁就是典型的抑郁状态，故对女性抑郁患者，此方颇为适用。此外，黄培新教授善用中成药调理女性月经，常以逍遥丸和归脾丸周期疗法调节女性行经前后的气血状态。嘱患者经前服用逍遥丸条达肝气、健脾养血，经后服用归脾丸培补气血，临床颇见疗效。

肾藏精，调控脏腑的气化，男子以肾为本。肾精充盛，则机体生机蓬勃；肾精不足，则影响男性的生殖、排尿机能，多见腰膝酸软、遗精、小便异常等症状。故男性郁证，多伤及肾精，常见肝肾阴虚、阴阳不足之证，治疗上当调补阴阳。在审因论治的基础上，常配合中成药补中益气丸和知柏地黄丸。前者每日晨服一次，顺应朝时阳气升发，振奋人体阳气；后者每日睡前服用一次，顺应暮时阳气内敛，坚阴敛阳。如此调节患者一日之中的阴阳消长平衡，使患者昼精夜瞑，自我调控能力增强，则情绪调控能力亦随之增强。

二、重度郁证

郁证患者，尤其是重度抑郁症患者，病程迁延日久，多长期服用抗抑郁药等精神类药物，常表现为一派阳虚之象，如淡漠寡言、面色苍白憔悴、悲痛欲哭、情绪极度压抑、疲倦乏力、昏沉思睡、舌淡苔白等。首先，七情致病最易损耗心神，耗伤精血。郁证日久，脏气多虚，穷必及肾，病情反复迁延难愈，后期导致元神失养。其次，病程日久多出现阴阳失调，《景岳全书·杂证谟》曾云："盖阳虚之候，多得之愁忧思虑以伤神……阴虚者多热……此病多得于酒色嗜欲，或愤怒邪思，流荡狂劳，以动五脏之火。"可见情志刺激日久，易出现阴阳虚损。

黄培新教授认为，此类患者服用的抗抑郁药剂量较大，其药物副作用又进一步加重其阳虚。"阳气者，若天与日，失其所则折寿而不彰。"人体失去了阳气的温煦，则万籁俱寂，身体各方面机能都受到抑制，故治疗此类患者当以升发阳气为主。基本处方由茯苓、党参、白术、法半夏、石菖蒲、葛根组成。其中，茯苓、党参、白术健脾益气，运转中州；法半夏、石菖蒲涤痰开窍，降浊生清，益智醒神；葛根升发阳气。或以补中益气汤、升阳散火汤加减，方选生晒人参、黄芪、柴胡、升麻、羌活、葛根、白芷，升发清阳，调动一身阳气。配合中成药复方北芪口服液、振源胶囊。复方北芪口服液为广东省中医院院内制剂，组成包括黄芪、龟甲胶、首乌、鸡血藤等药物，益气补肾活血之功显著。振源胶囊主要成分由人参果提取而来，主要活性成分为人参皂苷、人参多糖，具有益气通络、宁心安神之功，对内分泌和自主神经功能紊乱具有调节作用。

郁证患者多出现疲倦乏力、唾液较多、困倦思睡、纳呆、腹泻等症状，且自我调节能力下降，不能控制自己的生活作息，此为气虚、阳虚的表现。脾气虚弱，气血生化乏源，津液运化失司，则见上述诸症。故郁证患者应重视健脾益气、补肾壮阳，气阳充足，则自我调节能力得到提高，诸症得以缓解。在上述处方基础上，还可加减用药，如加素馨花、郁金、合欢皮、酸枣仁调达情志，疏肝行气，宁心安神；合用甘麦大枣汤调和心神。肾阳为一身之元阳，郁证重症患者常常表现为脾肾阳虚，一身精力不足，精神萎靡，畏寒肢冷，所以治疗当补肾壮阳，多配伍巴戟天、肉苁蓉、淫羊藿、益智仁、杜仲等。

抗抑郁药物的副作用易使患者出现躁动、呆滞等不良反应，患者有时以抑郁症状表现为主，有时又以焦虑甚至躁狂症状表现为主，抑郁症候群与焦虑症候群的出现常呈现出动态变化。因此，黄培新教授治疗郁证，注重审察患者阴阳的动态变化。阳性与阴性症状交替出现实际上反映了人体脏腑阴阳的平衡变动。"阳胜则阴病，阴盛则阳病。"阳胜则焦躁易怒，心烦意乱，言语激动；阴胜则忧愁抑郁，悲痛欲哭，甚则悲观厌世、自寻短见，言语行为淡漠安静，或时时欠伸等。如抑郁障碍即以心境低落、思维障碍、意志活动减退、认知功能损害等为主要表现，患者情绪悲观，做事没有干劲，在思维联想活动方面常感觉思维受抑制，反应迟钝，意志活动表现为显著而持久的抑制，行为被动迟缓，记忆力下降，这一系列的症状在中医的认识当中均属典型的阴证。又如焦虑障碍患者出现的坐立不安、激动、紧张、易怒、入睡困难及自主神经功能紊乱等表现为阳症，而其又可出现为疲倦乏力、心悸、心慌、易惊醒、头昏等阴症。阴阳的动态变化是黄培新教授临床上治疗郁证关注的病机特点，治疗上嘱患者时常复诊，随其阴阳症状的改变而灵活变化用药，以切其病机之要，方能用药精准，方证相对。

在临床中，许多郁证患者的表现很隐蔽，可能以月经失调、睡眠障碍、头痛、头晕等为主诉前来就诊，这样容易造成对郁证的失治、误治。由于上述疾病常与郁证互为因果，关系密切，因此诊疗时要注意辨别。黄培新教授经过长期的临床实践，主张对郁证进行审察论治。轻症患者重视疏肝解郁，理脾和胃，其中，女性重在调补气血，男性则重视补肾养阴；重症患者侧重补肾壮阳，动态调整气血阴阳平衡，最大程度地减轻抗抑郁药物带来的副作用。同时，加强对患者的心理健康教育，消除应激因素，心身同治，亦是治疗郁证时不可忽视的一环。

参 考 文 献

[1] 孙广仁. 中医基础理论（供中医药类专业用）. 北京：中国中医药出版社，2006.

[2] 王小波，蔡业峰，黄培新. 黄培新教授治疗卒中后抑郁经验总结. 时珍国医国药，2017，28（8）：2017-2018.

[3] 柏久莲，马天牧，闵敏，等. 从阳气失常论治抑郁症浅析. 浙江中医药大学学报，2018，42（11）：934-936，956.

［4］薛红，黄燕．复方北芪口服液对大鼠大脑中动脉阻塞/缺血再灌流模型细胞凋亡的影响．现代中西医结合杂志，2004（13）：1689-1690，1712.

［5］黄燕，陈根成，连新福，等．复方北芪口服液治疗脑出血实验研究．现代中西医结合杂志，2000（10）：872-873.

［6］黄燕，黄培新，杨志敏，等．复方北芪口服液治疗中风恢复期的临床研究．广州中医药大学学报，1999（4）：263-267.

［7］张彩英．振源胶囊联合黛力新治疗脑卒中后抑郁的临床观察．内蒙古中医药，2016，35（3）：44.

［8］闫金海，耿小雨．振源胶囊联合丙米嗪治疗抑郁症伴焦虑的临床研究．现代药物与临床，2018，33（8）：2108-2111.

第十节　审因论治（三）：头晕与眩晕

头晕和眩晕为临床常见病症。头晕是指空间定向能力受损或障碍，没有运动但出现虚假或扭曲的感觉；眩晕是指在没有自身运动时出现自身运动感觉，或正常头部运动时出现扭曲的自身运动感觉。二者可合并存在，都属于中医学"眩晕"的概念范畴。此外，患者出现头部昏沉、胀闷、两眼发黑等症状也可按中医"眩晕"来认识。眩晕的病因复杂，诊疗涉及多个学科，西医学治疗存在一定的局限，中医药治疗眩晕在改善症状上有独到优势。黄培新教授临证 50 年，对眩晕的中医治疗有丰富经验，重视审因论治，现将其临证经验总结如下。

一、审因分型，明察病机

中医理论对眩晕的病因病机有丰富的认识。《素问·至真要大论》谓"诸风掉眩，皆属于肝"，《灵枢·海论》曰"髓海不足，则脑转耳鸣"，《丹溪心法·头眩》言"头眩，痰挟气虚并火"，《景岳全书·眩晕》指出"无虚不能作眩"。古代医家对眩晕之因的认识归纳起来不外乎风、火、痰、虚。西医学根据解剖部位将头晕和眩晕的原因分为前庭周围性、前庭中枢性、颈源性、全身疾病性等多类。前庭器官病变、脑血管病变、颈椎退行性病变、中枢神经系统退行性病变、中枢占位性病变等是引起眩晕的常见病因。高血压病、直立性低血压、贫血、低血糖等系统性疾病、非特异性病变都可导致头部昏蒙胀闷等不适感。

黄培新教授认为，明确眩晕病因是诊治的重要前提，不同的眩晕病因常表现为特定的证型和临床症状。眩晕病因和对应的证型表现可分为三大类：

1. 后循环供血不足和颈源性病变导致的眩晕

该类眩晕常表现为脾肾亏虚，风痰上扰证。后循环供血不足是由于后循环动脉狭窄或闭塞导致脑干、小脑或枕叶皮层的缺血，常以发作性眩晕为主症，伴或不伴耳鸣、恶心、呕吐、头痛、共济失调、肢体麻木、意识障碍等症状。影像学检查多提示椎动脉或椎-基底动脉狭窄、动脉粥样硬化斑块形成、后循环供血不足等病变。前庭系统和小脑供血受影响者还可出现视物旋转等。颈源性的头晕和眩晕是由于颈部相关结构如颈椎、肌肉、血管等损害而发，常继发于颈椎体的骨质增生及骨赘形成、颈肌和软组织病变而致椎动脉受压，如椎动脉本身已有粥样硬化性狭窄、畸形等则更易发病；或颈交感神经受到上述病因的直接或间接刺激，导致椎动脉痉挛和由椎动脉供血的前庭系统血供不足，亦可引发眩晕，在体位改变、颈部活动时易见。

黄培新教授重视从风痰论治神经疾病，认为此类眩晕常伴有天旋地转感，在体位改变、颈部转动时易发或加重，此即风行动摇之象；且眩晕反复发作，病势缠绵难愈，并常伴有胸闷、恶心、呕吐等，为痰浊中阻证，乃脾肾不足，风痰上扰，蒙蔽清窍所致。因脾肾亏虚者，气化无力，浊邪内蕴，风痰为患，《临证指南医案·眩晕》谓"所患眩晕者……乃肝胆之风阳上冒耳……其症夹有痰"，风为百病之长，其性主动，痰浊致病多样，其性缠绵，风痰上扰清窍，其人眩动不止，如坐舟车。因此后循环供血不足和颈源性病变导致的眩晕根据其临床症状特点常从风痰论治。此外，梅尼埃病常表现为发作性眩晕，可有天旋地转感，并有耳鸣、耳胀等耳部症状，也为风痰上扰、清窍蒙蔽的表现。

2. 高血压病或颅内动脉畸形、动脉瘤形成相关的眩晕

该类眩晕多表现为肝肾不足，阴虚阳亢证。高血压病患者常见头晕症状，在情绪波动、猝然用力、起居不慎时易发作或加重。部分眩晕患者行脑血管影像学检查时提示颅内动脉血管瘤，动脉瘤是局部动脉的畸形改变。血压波动可能导致动脉瘤破裂和颅内出血，甚者可危及生命。虽然手术是目前唯一根治动脉血管瘤的方法，但中医药的协同干预能有效改善患者的临床症状并降低动脉瘤破裂出血的风险。此类眩晕常表现为头部昏、胀、闷、痛等不适，在血压波动时易发，黄培新教授认为此乃肝肾不足，阴虚阳亢，阳热上扰所致。因肝肾不足者，下焦亏损，《黄帝内经》谓"人年四十，阴气自半"，肝肾阴虚，水不涵木，阴不敛阳，阳气亢动，《素问玄机原病式》曰"风气甚而头目

眩晕者，由风木旺"，风木属阳，肝为将军之官，性躁易急，头为诸阳之会，阳热上亢，则上窍不利，发为眩晕。故高血压病、颅内动脉动脉瘤相关的眩晕应重视从肝肾论治。

3. 颅内动脉狭窄、斑块形成、供血不足或部分慢性疲劳综合征、贫血、直立性低血压、慢性鼻窦炎等所致的眩晕

该类眩晕常表现为中气不振，清阳不升证。由于颅内供血不足，全身机能减退，营养物质缺乏，导致脑部气血衰乏，精微不布。黄培新教授认为此属中气不振，阳气不升，清窍失养，故发眩晕，《灵枢·口问》言："上气不足，脑为之不满，耳为之苦鸣，头为之苦倾，目为之眩。"《景岳全书》论治眩晕独重虚证，认为头居颠顶，中气不足，清阳不升，气血无以上荣，上窍不利，眩晕自作。

此外，部分慢性鼻窦炎患者因头面部昏沉胀痛等不适而以眩晕为主诉求诊，影像学检查提示鼻窦炎性病变。黄培新教授认为此乃中气不足，清阳不升，复因外邪侵袭，风寒湿邪蒙蔽上窍所致，《素问·生气通天论》曰"因于湿，首如裹"，风寒湿痹阻，阳气不达者，眩晕以头部昏蒙、重着、胀闷为特点，甚者因寒湿痹阻经络而见头痛，或诉于空气不流通时易发或加重，或在晨起时症状较重而午后症状缓解，舌苔多见白或腻，脉滑。此皆为阴邪蒙蔽，阳气不升之患。

总之，眩晕为素有积损正亏之本，又因年迈久病，身

体虚弱，脏腑衰弱，脾肾亏虚，肝肾不足，风、痰、火邪内生，清窍失养而为病。根据西医病因学的分类，不同的病因常可表现为特定的中医证型。黄培新教授认为，治疗眩晕一方面要准确辨证，发挥中医辨证论治的优势，另一方面也要重视结合病因，审病因而施治，根据不同疾病的病因特征，有的放矢地制订相应的诊疗方案，更有针对性地进行治疗。

二、审因用药，随证遣方

黄培新教授治疗眩晕以辨证论治为基础，并密切结合眩晕的发病原因审因论治，在用药上，对于不同病因引起的眩晕以特定药物组合为基本处方，并随症加减，灵活变化。黄培新教授论治眩晕根据其病因病机分为三大类。

1. 脾肾亏虚，风痰上扰

症状特点：眩晕可伴有天旋地转感，在体位改变、颈部转动时易发或加重，常伴胸闷、恶心、呕吐，舌苔多白或白腻，脉象多见滑、细、弦。此皆为风邪相引，痰饮阻滞，浊邪上攻，清窍失养所致。常见于后循环供血不足和颈源性眩晕等病。

论治脾肾亏虚、风痰上扰者，治以健脾益气、涤痰开窍、息风定眩为法。基本的药物组成包括党参、茯苓、白术、法半夏、石菖蒲、天麻。其中党参、茯苓、白术健运中州，以绝痰源；法半夏、石菖蒲为涤痰通窍之要品，法半夏祛痰燥湿，善治风痰眩晕，石菖蒲通利清窍，醒神益智；天麻息风定眩，祛风通络。六药共用，补泻兼施，组成治疗风痰眩晕之基本方。

　　加减用药：下焦不足，肾元匮乏者，可见血压偏低、后循环供血不足等，斟酌加益智仁、巴戟天、淫羊藿、肉苁蓉鼓舞肾阳，或加山茱萸、墨旱莲、女贞子滋补肾气，此固本培元之法也。痰浊内阻，胸闷恶心，舌苔厚腻者，再入砂仁、藿香、豆蔻芳香健运，化浊除痰。颈项不利，项背部肌肉紧张，因颈部颈椎、血管等病变出现颈源性眩晕，或因椎-基底动脉狭窄、后循环供血不足而眩晕者当重用葛根，《伤寒论》谓"太阳病，项背强几几……葛根汤主之"，颈项为太阳经循行之所，葛根为解太阳经病邪的要药，故常搭配葛根治疗，解肌祛邪，升发阳气，再合白芍、玉竹缓急柔阴。肝风内动，眩晕明显者，加入龙骨、牡蛎重镇平肝，兼有实热者可用石决明平肝清热；风动于内者还可用治血之法以息风，即"治风先治血，血行风自灭"，在运用重镇平肝息风诸药之余，加入当归、地龙，其中当归为养血活血之要药，地龙搜风通络，活血通经，注意当归药性温燥，阴虚内热者慎用。对于眩晕久作，心神不安，寐差难寐者，可合黄连、肉桂交通心肾。黄培新教授还常嘱患者重视生活起居，在起身或转身时注意放缓动作，避免急剧的体位改变和颈部转动，减少眩晕的发生。

　　有研究指出，葛根素具有预防和治疗动脉硬化、促进血管软化的作用，能降低胆固醇、甘油三酯、低密度脂蛋白，促进脑部微循环，通过多靶点协作调控参与抑制炎症反应，改善动脉粥样硬化。化痰类中药如半夏、石菖蒲也具有治疗动脉粥样硬化的作用。有报道指出，半夏白术天麻汤治疗椎基底动脉供血不足，可缓解患者氧化应激反应，减轻症状。

2. 肝肾不足，阴虚阳亢

症状特点：眩晕常变现为头部昏、胀、闷、痛等不适，烦躁易怒，夜寐不安，舌边尖红，苔黄或薄黄，脉弦或弦细，常见于高血压和颅内动脉瘤等病。

治疗此证，以平肝潜阳、补益肝肾、宁心安神为法，起到改善眩晕，稳定血压，预防动脉瘤破裂出血的作用。基本的药物组成为天麻、钩藤、白芍、牛膝、杜仲、砂仁、浙贝母。其中天麻、钩藤平肝潜阳，息风止眩；白芍柔肝敛阴，收敛肝阳；牛膝引气血下行，并有活血之功；杜仲补益下焦，固护肝肾；砂仁、浙贝母豁痰除湿。

加减用药：肝阳上逆者，以龙骨、牡蛎、醋龟甲重镇平肝，镇潜肝阳；若患者素体壮实，阳热内盛，或热象明显，并逢暑热时节可再入清肝凉血泄热之品，以黄芩、生地黄清泻肝胆，菊花清肝透热，茵陈清泄肝热，疏肝理气，石决明清肝潜阳；肝热动风者，可入羚羊角凉肝息风；若素体不足，下元衰乏，或遇天寒，不宜过用攻伐，当于平肝之中加入补益之品，如墨旱莲、女贞子，合为二至丸以济肝肾之阴，或山茱萸、益智仁补益肝肾，以滋水涵木；如烦躁不安，夜难入寐，可以玉竹、麦冬养阴，珍珠母宁神，或合黄连、肉桂交通心肾；还可加入海藻、豨莶草清化痰浊，活血通络，涤痰化瘀，以达到平肝潜阳、稳定血压、改善症状的目的。

此外，肝肾不足、肝胆郁热者，也常见火热上炎清窍之患。刘河间谓"木复生火，风火皆属阳，多为兼化，阳主乎动，两动相搏，则为之旋转，故火本动也，焰得风则自然旋转也"，此风火煽动，木火上扰脑府之谓。又注丹溪曰"无痰则不作眩，痰因火动"，此火痰相夹之谓。眩晕有火热者，常见口干口苦，舌红或舌边尖红，心烦寐差，苔黄，脉弦、数细等症。黄培新教授常配合清利肝胆之品，用牡丹皮、山栀子清泄肝胆火热；柴胡、黄芩清利少阳火热，白芍柔阴敛肝；黄连泻火除烦，肉桂引火归原，取交泰丸之意；麦冬、玄参滋阴清热。

现代研究指出，天麻钩藤汤临床对降低血压水平疗效显著，机制研究表明其通过调节肾素—血管紧张素—醛固酮系统，调节甘油磷脂、鞘磷脂等代谢来改善高血压，可降低血管紧张素转化酶、胰岛素样生长因子、血管紧张素Ⅱ受体，升高血清一氧化氮含量，抑制心肌纤维化。

3. 中气不振，清阳不升

症状特点：眩晕以虚象为主，其症状多见头部昏沉、重着，两眼发黑感，神疲乏力，动则加重，汗出，寐差，畏风畏寒，食欲不振，舌体多淡、胖，苔薄白，脉象细、沉、弱。临床上颅内动脉狭窄、斑块形成、供血不足或部分慢性疲劳综合征、贫血、慢性鼻窦炎等患者可见此证。

治疗此证，当以健脾益气、升举清阳为法，上荣头目，濡养清窍。基本的药物组成为黄芪、党参、茯苓、麸炒白术、柴胡、升麻、葛根、羌活。其中重用黄芪以补气行血，扶阳升清；党参或生晒人参健中益气；茯苓、麸炒白术健脾扶中；升麻、柴胡、葛根升发阳气；羌活升阳利窍，清利头目。

加减用药：风寒湿蒙蔽，头目昏重者，可见于慢性鼻窦炎患者，加独活、荆芥、防风、藁本祛风胜湿，升发清阳，蔓荆子、苍耳子通利清窍，泽泻利水祛湿；面额部昏重为甚者，病在阳明，取阳明经引经药白芷祛邪；气血不和者，以当归、川芎行血通络。影像学检查提示颅内动脉硬化、狭窄、供血不足者，可认为有痰瘀胶结、脉道不利、气血不行之弊，在重用黄芪行气活血之余，加入桂枝温经通络，合芍药以调和营卫，加赤芍、川芎、毛冬青、三七活血化瘀，通脉除痹，以法半夏、石菖蒲、浙贝母豁痰除浊，共奏益气活血、豁痰通脉之功。肾元不足者，需补养下焦，《景岳全书》言"头眩不能无涉于下"，治疗虚证眩晕"必灌其根"，可加入淫羊藿、巴戟天、益智仁、肉苁蓉之属以壮元阳，或以山茱萸、墨旱莲、女贞子之流育肝肾，培元固本。

治疗中气不足、清阳不升之眩晕重在补益气血，调和营卫，应结合症状特征配合其他方药治疗。如常自汗出，恶风而眩者，此为卫表不固，津液外泄，上气不足，合用玉屏风散；如平素虚弱，素体亏虚者，可再予补中益气丸、知柏地黄丸以复阴阳；如女子月经来潮，血室空虚而见眩晕者，合用四物汤以和营养血；如女子因月经不调，或逢围绝经期综合征，气血不和而见眩晕者，予逍遥丸、归脾丸以疏肝健脾，益气养血。

现代研究指出，黄芪具有正性肌力作用，补阳还五汤能改善血液黏稠度，扩张微血管以及提升局部微循环、改善营养状况，并有助于恢复血液动力和血管壁的弹性。

三、审因调护，综合防治

眩晕病原因众多，应当发挥中医学"整体观"的优势，着眼全身，全面考虑其他病理状态因素，综合审因，随证治之。

西医学指出，血管源性病变是引起头晕和眩晕的重要原因，而动脉粥样硬化、高血压、低血压、心脏疾病、高脂血症、高黏血症、血管畸形等常导致血管病变引起血液循环障碍而发眩晕。临床上出现血管性眩晕的患者，常伴有高血压病、高血脂病等基础病史，因动脉粥样斑块形成、动脉狭窄等影响循环，这些都是中风病的危险因素。黄培新教授认为，以上病理状态多由损积正虚，运化失司，气机阻滞，痰浊内生，阻滞脉道，血瘀脉络，痰瘀胶结而发。正气亏损，痰瘀阻滞，脉动不利，复因猝然用力，暴怒忧思等，诱发风火上扰，肝阳暴亢，气血逆乱，血瘀脉络而发为中风病。因此除了改善头晕症状外，还须重视中风病的二级预防。在基础处方用药之余，注重痰瘀同治，常用松龄血脉康胶囊、银杏酮酯滴丸、丹田降脂丸等中成药物健脾益肾，活血祛瘀，豁痰通络，平肝息风，降低中风病发生的风险。

眩晕伴有心悸怔忡者，因心中悸动，血脉无度，气血无以上荣而致眩。该类患者行心电图检查常提示存在各类心律失常，由心源性因素导致脑部供血受影响而出现眩晕。黄培新教授认为需注重养心定悸，行血通脉，以生脉散、黄芪桂枝五物汤加减。党参、麦冬、五味子养心宁心，再配合黄芪、桂枝、芍药等益气行血。必要时配合心脏专科诊疗。

眩晕还可能与患者的情绪状态有关。因情绪焦虑、抑郁，或久病不愈，情志低落，都与眩晕的发生密切联系，常伴有寐差、精神紧张、胃纳不佳等症状。黄培新教授认为此乃肝脾不和、气机郁滞的表现，治疗上当疏肝健脾，调达气机，常以四逆散、四君子汤、瓜蒌薤白半夏汤、交泰丸、甘麦大枣汤等数方配合使用。以柴胡、白芍、枳实、香附、郁金等疏肝行气；茯苓、党参、白术健脾扶中；天花粉、薤白、半夏开胸散结，涤痰行气；黄连、麦冬、肉桂清火泄热，引火归原；浮小麦、炙甘草、大枣宁心安神。众药合用，调和肝脾，宁心安神，调节一身气机，以达到止眩之效。

以上为黄培新教授论治眩晕的临证经验。眩晕为病原因众多，故中医辨证治疗眩晕也要辨病辨证结合论治，明察病机，针对病因有的放矢，并充分运用现代研究成果，发挥中西医优势互补，以更多元的角度、更有针对性的措施施治，提高临床疗效。

参 考 文 献

[1] 王睿弘，倪小佳，吴梁晖，等.黄培新从风邪和痰浊论治神经内科疾病经验.广州中医药大学学报，2020，37（4）：738-742.

[2] 吴梁晖，倪小佳，王睿弘，等.黄培新应用治风先治血理论及临床经验介绍.新中医，2020，52（3）：197-199.

[3] 何信用，王俊岩，宋因，等.基于网络药理学的葛根素治疗动脉粥样硬化潜在分子机制研究.中华中医药学刊，2020，38（9）：116-120，262-263.

[4] 汪群红，章灵芝，徐文伟，等.葛根素的药理作用与不良反应分析.中华中医药学刊，2015，33（5）：1185-1187.

[5] 杨静，雷燕，修成奎，等.益气活血化痰中药治疗动脉粥样硬化的研究进展.中国实验方剂学杂志，2020，26（22）：220-227.

[6] 王文涛.半夏白术天麻汤对椎-基底动脉供血不足眩晕临床症状及氧化应激的影响.实用中医内科杂志，2020，34（7）：84-87.

[7] 刘玲玲，倪小佳，王睿弘，等.黄培新治疗脑干海绵状血管瘤并出血经验总结.中医药导报，2020，26（9）：177-180.

[8] Dong H, Zhang S, Du W, et al. Pharmacodynamics and metabonomics study of Tianma Gouteng Decoction for treatment of spontaneously hypertensive rats with liver-yang hyperactivity

syndrome. J Ethnopharmacol，2020，253：112661.

［9］杨玉红. 天麻钩藤汤联合卡托普利治疗高血压的疗效及对
血清 ACE、IGF-1、Ang Ⅱ、NO 的影响. 中西医结合心脑
血管病杂志，2018，16（5）：594-597.

［10］董胜寿，张晓忠. 补阳还五汤对眩晕的治疗作用研究.
中国医药指南，2020，18（10）：191-192.

［11］王睿弘，倪小佳，吴梁晖，等. 中风病痰瘀同治的思路、
证据、实践与未来——黄培新名中医临证经验. 成都中
医药大学学报，2020，43（3）：31-34+41.

［12］头晕/眩晕基层诊疗指南（2019 年）. 中华全科医师杂
志，2020，（3）：201-216.

第十一节　异病同治与同病异治（一）：
健忘与痴呆

　　健忘是一种表现为记忆力减退、遇事易忘的病证。痴呆是由于脑神受损，以呆傻愚笨为主要特点的神志异常病证。健忘以近事遗忘为主要表现，日常能力尚可；痴呆主要表现为呆傻愚笨，近事、远事记忆障碍，重者可逐渐丧失日常生活能力。西医学的阿尔茨海默病与血管性认知障碍都属于中医学"痴呆""呆病"的范畴，其中以记忆力下降为主的认知轻症属于"健忘"范畴。健忘和痴呆都是老年常见病，健忘之病情较轻，但久治不愈也可发为痴呆，二者的病机多有重合，皆为脑髓亏虚、脑神不明之患。黄培新教授认为，阿尔茨海默病与血管性认知障碍均由脾肾亏虚，清阳不升，痰蒙清窍所致，然二者在临床诊治中又有区别。本文主要就黄培新教授论治阿尔茨海默病与血管性认知障碍的经验进行论述。

一、健忘与痴呆总论

　　认知，是指人们获得知识或应用知识的过程，它包括思维、记忆、感觉、知觉、想象和语言等。记忆是指人对经历过的事物进行识记、保持、再现或再认的过程，它是人们进行思维、想象等高级心理活动的基础。认知受损，轻者表现为记忆力下降，遇事善忘，知晓前事而易忘；重者神情呆滞，完全不晓前事，甚则言辞颠倒，行为异常。中医认为，健忘可以看作是痴呆的一个早期阶段。痴呆按照变性与否可分为变性病性痴呆和非变性病痴呆，临床常见的两大主要类型为阿尔茨海默病与血管性认知障碍。黄培新教授在多年临床经验中，根据健忘和痴呆的共性病机，总结了健忘和痴呆的总体治疗策略。

健忘和痴呆的核心病机是清窍受蒙，神机失用。神志功能的正常有赖于气血冲和、五脏六腑功能互相协调。在病理上与痴呆发病密切联系的主要是脾和肾，多因正气不足，脾肾亏虚。脾为后天之本，脾气亏虚则痰浊内盛，气血生化无源，清阳不升，浊阴不降，上窍失养，痰邪蒙蔽。《石室秘录》云："痰势最盛，呆气最深。"痰浊蒙蔽是痴呆发病的重要病机，清阳在下，浊阴在上，导致脑府失养，神机不用。肾元不足则肾精不足，《素问·五脏生成篇》曰："诸髓者，皆属于脑。"脑髓充盈，则神机自如；脑髓消亡，则神机失用。脑髓充盛与否，与肾精充盛与否密切相关。肾精亏少则致脑髓空虚，元神失荣，故而神失所养，发为痴呆。肾脾两脏为先、后天之本，互相资助充养，脾土的后天运化功能依赖于先天之精的推动，肾所藏先天之精有赖于后天水谷精微的充养，脾肾互损则先天之精不能充养脑髓，后天之精亦无法运化升清，致髓海空虚，痰浊蒙塞，虚实夹杂，神失通明。

因此，黄培新教授对健忘和痴呆的认识，从痰浊入手，着眼于脾、肾两脏，然阿尔茨海默病与血管性认知障碍病因、病机又有所区别，现对此一一论述。

二、异病同治：以"健脾补肾，涤痰开窍"为总纲

阿尔茨海默病是一种进行性发展的神经系统退行性疾病，以记忆障碍、抽象思维障碍、执行能力下降及人格或情绪改变等为特征，多起病隐匿，呈缓慢进行性恶化。血管性认知障碍是由血管性危险因素或脑血管病变引起的，包括从轻度认知障碍到痴呆的一大类综合征。阿尔茨海默病与血管性认知障碍都可见注意力减退、执行功能障碍、神情呆滞等临床表现。

阿尔茨海默病与血管性认知障碍的临床症状在中医学中可归纳为痰浊蒙窍、神机失用的表现。阴阳失调，清浊相杂，痰浊上泛，清窍失养而发为各类病证。表现百般，皆因痰浊为患。元神之府失于通明，则神思呆钝，智能下降，行为失度；痰浊阻滞，则肢体迟缓，行动不利；痰郁化火，则为佯狂，烦躁易怒；阴痰内盛，则为抑郁癫证，表情呆滞，沉默寡言，因此本病发病首责于痰，必有痰实蒙神之弊，脾胃为生痰之源，脾失健运则痰浊内盛，清阳不举，故痰病之弊又首责于脾胃。而另一方面考虑到痴呆发病多与年龄密切相关，是最常见的老年性疾病之一，《灵

枢·天年》云："六十岁，心气始衰，苦忧悲，血气懈惰，故好卧……八十岁，肺气衰，魄离，故言善误。九十岁，肾气焦，四脏经脉空虚。百岁，五脏皆虚，神气皆去，形骸独居而终矣。"老年人因年岁增长，脏腑机能逐渐衰退，精气亏虚，神机失用，也是本病发病的重要原因。人体的生长和衰老变化与肾精密切相关，老者多见气血不足，肾精亏虚，髓海不荣，神失所用。现代研究认为，遗传因素是阿尔茨海默病的重要危险因素，可能与淀粉样蛋白前体基因等有关，这是受于父母的先天之精导致禀赋不同的表现，因此也有正值壮年而发痴呆者；或年轻时并无异常，但随着年龄增大，肾气渐衰，精气不足而发为痴呆，皆源于此。因此论治阿尔茨海默病和血管性认知障碍，首先应从脾肾入手，健脾豁痰，补肾填精，升清降浊，通窍养神。

三、同病异治

（一）阿尔茨海默病

神经变性性痴呆多起病隐匿，呈缓慢进展性病程。一般而言，轻度痴呆患者主要影响近期记忆力，但仍能独立生活；中度患者有较严重的记忆障碍，影响独立生活能力，同时可伴有括约肌障碍；重度者出现严重的智能损害，不能自理，完全依赖他人照顾。

因此，对阿尔茨海默病的论治，还应根据痴呆程度、症状等灵活调整。对于仅表现为认知障碍或痴呆程度较轻的患者，治疗上以健脾益气、升阳豁痰为主，可予四君子汤、半夏白术天麻汤等加减。运用茯苓、党参、白术诸药健脾益气，固护中土，运化痰浊，使后天生化有源，气血充足，上养清窍；配伍法半夏、石菖蒲、天麻、砂仁、豆蔻、藿香诸药，豁痰燥湿，化浊开窍，在升举清阳的同时，降浊祛痰，调节阴阳平衡，使元神之府复清，神明得养。而对于疫情较重、年龄老迈者，要脾肾兼顾，重视补养肾元，填精益髓，可以运用熟地黄、当归、何首乌、山茱萸、肉苁蓉、淫羊藿、益智仁、巴戟天等。熟地黄、当归、何首乌、山茱萸之类重在补肾养阴，补益精血，填精益髓，而肉苁蓉、淫羊藿、益智仁、巴戟天等药则重在温肾壮阳，益智固精。肾为元阴元阳所在，阴病及阳，阳病及阴，老迈久病者，多损及肾，阴阳精气皆不足，因此补肾固元不能单独养阴或单独温阳。所谓"善补阳者，必于阴中求阳，则阳得阴助而生化无穷；善补阴者，必于阳中求阴，则阴得阳升而泉源不竭"，因此补益肾元当兼顾阴阳，并用滋阴温阳之药，使阴阳互资，精髓化生。除此以外，"形不足者温之以气，精不足者补之以味"，益肾填精，补髓养脑，运用血肉有情之品则效更甚，可合用龟鹿二仙膏，其中龟甲、鹿角胶滋阴壮阳，人参大补元气，枸杞子补肝养血，为治疗真元虚损，精血不足的常用药物。

（二）血管性认知障碍

血管性认知障碍既有认知功能障碍、痴呆的症状，又有与之相关的血管病变。血管性认知障碍与阿尔茨海默病的临床表现相互联系，又有所区别。注意力和执行功能障碍是血管性认知障碍的主要认知损害特征，而记忆功能受累相对较轻且再认功能相对保留。早期血管性认知障碍患者虽然出现记忆力障碍，但是在较长时间里仍存在自知力，其理解能力、判断能力、自理能力多能保持良好，在发生脑血管意外后症状呈阶梯式加重；在后期症状严重时与阿尔茨海默病较难鉴别，其病史和影像学检查可提示脑血管病变。此类患者早期认知功能较正常人有所下降，但尚未对生活造成影响，常以记忆力下降、眩晕等症状为主诉。

中医理论中，血管性认知障碍与阿尔茨海默病的病机有相互联系之处，都具有脾肾亏虚、髓海失养、痰浊蒙窍、神机失用的病机。因此，在治疗上都应重视从脾肾论治，采用健脾益气、补肾填精、升清降浊、豁痰开窍等治法。运用茯苓、党参、白术等健脾益气升清；法半夏、石菖蒲、天麻、砂仁、豆蔻等燥湿豁痰开窍；熟地黄、当归、何首乌、山茱萸、肉苁蓉、淫羊藿、益智仁、巴戟天、鹿角胶、龟甲等补肾填精益髓，一如前法。

然而，血管性认知障碍患者多伴有高血压、糖尿病等危险因素，或存在脑梗死、脑出血、白质疏松等病变，此类病变素有痰浊、瘀血等病理产物积聚，因此不可忽视气滞血瘀、风痰阻络、痰瘀胶结、脉道不利等病机。《灵枢·平人绝谷》云："血脉和利，精神乃居。"《伤寒论·辨阳明病脉证并治法》言："阳明证，其人喜忘者，必有蓄血。所以然者，本有久瘀血，故令善忘。"可见，血脉不利、瘀血内阻是健忘和痴呆的一大病因。痰瘀痹阻脑络，气血失和，血脉不利，清窍失荣，脑髓失于濡养，神机废用，发为痴呆。因此，对于血管性认知障碍的治疗，要重视痰瘀同治，多采用益气通脉、豁痰化浊、活血化瘀的治法。在前方基础上，增加益气通脉、活血化瘀的药物，起到行气活血、化瘀通脉的效果，以黄芪桂枝五物汤、补阳还五汤为基础方加减。重用黄芪等药物补气升阳，行滞通痹，活血通经；酒川芎、赤芍、豨莶草、丹参、红景天等药物活血通经。诸药并用，起到豁痰化瘀、益气通脉、健脾补肾的功用。另外，针对血管性危险因素及脑血管病变，治疗应着重控制血压、血糖、血脂等危险因素，亦可选用松龄血脉康胶囊、银杏酮酯滴丸或银杏叶滴丸、丹田降脂丸三药联合使用，综合调控患者的血压、血糖、血脂，减少脑血管意外的发生。

四、对痴呆兼症的论治

除了认知功能障碍、生活能力下降等表现以外，临床上痴呆患者还常伴有其他兼症，如睡眠障碍、精神情感障碍（抑郁、情绪低落、焦虑、暴躁等），应当充分发挥中医学整体论治的优势，兼顾患者的症状，提高生活质量。

对于痴呆出现的睡眠障碍，多因脏腑失调，心肾不交，常以交通心肾、宁心安神为法治疗，可用交泰丸、甘麦大枣汤论治。交泰丸用少量黄连、肉桂，以免苦寒败胃、温燥伤阴之弊，或以麦冬代替黄连，药性虽缓和但同样有清热宁心、养阴安神之功。甘麦大枣汤主治"喜悲伤欲哭，像如神灵所作，数欠伸"的脏躁证，具有宁心安眠的功效，同时针对痴呆出现的情绪障碍和情感异常，能够和中缓急，舒肝气，宁心神。

对于痴呆出现的其他精神情感障碍，应当根据病情辨证论治。对于因心肝火炽出现焦虑、烦躁、失眠者，可用丹栀逍遥散加减，或配合龙骨、牡蛎起到疏肝泻火、重镇安神的功效；对于肝气郁结，情绪紧张、忧郁者，可用四逆散、柴胡疏肝散、逍遥散加减，或配合郁金、合欢皮、夜交藤等，起到疏肝散结、宁心安神的功效。

阿尔茨海默病与血管性认知障碍同属"痴呆"范畴，病机总属髓海失养，神机失用。年老之人，五脏虚弱，尤以脾肾亏虚为重。肾精渐亏，髓海失于濡养，无以充养脑髓，神机失用，出现呆滞、迟钝等表现；脾气亏虚，运化水谷失常，则精气血化生不足，且脾虚无以升举清阳，脑窍脑髓失养，亦出现精神倦怠、健忘等表现。另外，脾失健运，运化水液不利，水湿内停，聚为痰饮，则阻滞脉络与脑窍，导致清窍蒙蔽，表现为头昏蒙不清、智力衰退等痴呆症状。综上，黄培新教授认为在治疗中要把握健脾补肾、涤痰开窍的原则，使脾肾得养，脑髓得充，神机清明。然阿尔茨海默病与血管性认知障碍二者同中有异。对于阿尔茨海默病表现的不同症状及程度的治疗，要灵活调整用药，各有侧重；而血管性认知障碍的发病伴有血脉受损、瘀血阻络的因素，在临床用药中要注意瘀血、风痰等病理因素，治疗痴呆的同时亦要重视对脑血管病的治疗。

参 考 文 献

[1] 陈晓春，张杰文，贾建平，等.2018 中国痴呆与认知障碍诊治指南（一）：痴呆及其分类诊断标准.中华医学杂志，2018，98（13）：965-970.

[2] 唐毅，吕佩源.2018 中国痴呆与认知障碍诊治指南（七）：阿尔茨海默病的危险因素及其干预.中华医学杂志，2018，98（19）：1461-1466.

[3] 田金洲，时晶.阿尔茨海默病的中医诊疗共识.中国中西医结合杂志，2018，38（5）：523-529.

[4] 中国医师协会神经内科分会认知障碍专业委员会，《中国血管性认知障碍诊治指南》编写组.2019 年中国血管性认知障碍诊治指南.中华医学杂志，2019（35）：2737-2744.

[5] 王睿弘，倪小佳，吴梁晖，等.黄培新从风邪和痰浊论治神经内科疾病经验.广州中医药大学学报，2020，37（4）：738-742.

[6] 王睿弘，倪小佳，吴梁晖，等.中风病痰瘀同治的思路、证据、实践与未来——黄培新名中医临证经验.成都中医药大学学报，2020，43（3）：31-34，41.

第十二节　异病同治与同病异治（二）:
痛证

　　肢体关节疼痛是神经系统常见的临床病症，多伴有酸楚、麻木、重着等症状，属中医学"痛证"的范畴。黄培新教授在多年的实践中，总结出了论治肢体痛证的两大经验，即异病同治与同病异治。异病同治指的是，对于不同病因的肢体疼痛，上肢疼痛者都可以黄芪桂枝五物汤为基本代表方论治，下肢疼痛者可以独活寄生汤为基本代表方论治。同病异治指的是，具有相同的疼痛症状，应当结合患者的实际情况在基础方上配合相应的治疗措施，如因脑血管意外后遗症导致的疼痛，应配伍活血化瘀、益气通络的药物。异病同治与同病异治是中医学的重要论治思想，二者辨证统一，在临床治疗中应该相互结合，把握不同疾病的共性和特性而对症治疗。

一、痛证的异病同治

　　黄培新教授对痛证异病同治的经验主要体现在将肢体痛证分为两大类：上肢疼痛和下肢疼痛。上肢疼痛者都可以采用相同的基本治疗方即黄芪桂枝五物汤，下肢疼痛者都可以采用相同的基本治疗方即独活寄生汤，以此为提纲挈领。

中医对肢体关节痛证的认识由来已久，《素问·痹论》提出"风寒湿三气杂至，合而为痹也"，并根据痛证的病因症状特点分为行痹、痛痹、着痹等类型。《金匮要略》指出："血痹，阴阳俱微，寸口关上微，尺中小紧，外证身体不仁，如风痹状，黄芪桂枝五物汤主之。"血痹的主要症状是肌肤麻木不仁，并兼有疼痛、酸楚。《诸病源候论·风病·风湿痹候》指出："由血气虚，则受风湿。"《备急千金要方》指出："肾气虚弱，卧冷湿之地，当风而得腰背冷痛，或为偏枯冷痹缓弱疼痛，或腰痛挛脚重痹。"痛证的病因病机可以归纳为两大方面，一是正气不足，二是邪气侵袭。正气不足可以表现为气血亏少，气虚血瘀，经络不通，不通则痛，或肢体关节失于濡养，不荣则痛，或因肝肾亏虚，下元失养，腰背不适，下肢疼痛。"邪气所凑，其气必虚"，"最虚之处，便是容邪之地"，正气不足容易受到外邪侵袭，风、寒、湿、热种种邪气流注肌肉、筋骨、关节，则经络壅塞，气血运行不畅，肢体筋脉拘急，故而发为疼痛诸症。

（一）上肢疼痛

黄培新教授认为，上肢疼痛、麻木的主要原因是气血亏虚，风寒湿邪客于经脉，导致气滞血瘀，经络不通，肌肤失养，治疗以益气温经、和血通痹为法，方取黄芪桂枝五物汤。黄芪桂枝五物汤出自《金匮要略》，治疗气虚血瘀，营卫不和，风湿相搏，阳气痹阻导致的身体麻木疼痛等症状。方中黄芪补虚益损，鼓动气血，通行血脉；桂枝调和营卫，祛风散寒，温通血脉；芍药调营养血，疏通血痹，与桂枝合用，起护养营阴、调和营卫之功；辅以生姜助桂枝之力，温经散寒；大枣养血益气和中，以资黄芪、芍药之功；生姜、大枣相伍，和营卫，调诸药，扶中焦。诸药合用，是治疗气虚血痹、肢体疼痛麻木的代表方。黄芪桂枝五物汤主治的病机为卫阳不足，邪入阻络，气虚血痹。方中黄芪味甘，性温，入肺、脾二经；桂枝味辛、甘，性微温，主入心、肺经。二药合用起到振奋卫阳、益气通经的效果，而卫气出于上焦，布于阳分，虽然可治疗全身的血痹之证，但相对而言对上焦为病效果更强，故临床上使用黄芪桂枝五物汤也多针对上焦阳位的病证，如头、颈、肩、臂等部位。黄培新教授按照分部论治痛证，对上肢部位的疼痛、麻木病证从上焦入手论治。

从西医学的角度来看，引起上肢麻木、疼痛的重要病因之一是颈椎病。根据不同组织结构受累而出现的不同临床表现，可将颈椎病分为颈型、神经根型、脊髓型和其他类型等。其中神经根型颈椎病较典型的临床表现是神经根症状，其范围与颈脊神经所支配的区域一致，临床表现为颈部及上肢肩臂部疼痛，伴有上肢及手指麻木，且呈放射性，中医药对此的治疗具有独特优势。肩周炎也是引发上肢疼痛的重要原因，多因患者素体营卫虚弱，外感风寒或年老气血渐亏，周流不畅，气血凝滞，经络不通，血不荣筋所致。针对此证导致的上肢疼痛，运用黄芪桂枝五物汤也每每取效。现代研究发现黄芪桂枝五物汤有明显的抗炎、镇痛作用，对二甲苯、蛋清所致急性炎症有明显抑制作用。有动物研究表明，黄芪桂枝五物汤对大鼠佐剂性关节炎有治疗作用，可能与其降低制脂质过氧化，恢复抗氧化酶活性，抑制致炎因子一氧化氮的合成等有关。方中桂枝、白芍有增强黄芪功效的作用。对于上肢的疼痛麻木症状，抓住气虚血瘀、外邪侵袭、阳气痹阻这一共同病机，采用黄芪桂枝五物汤为基础方进行论治，可以达到异病同治的效果。

（二）下肢疼痛

下肢疼痛同样具有气虚血瘀、经络不通的基本病机，但由于其病位在下，多兼有肝肾不足的特点，且寒湿致病的因素更显著。肝肾同属下焦，肝肾为病多伴有腰、背、膝、腿等疼痛，若病程迁延日久者，易兼夹肝肾亏虚之证；寒湿同为阴邪，易袭阴位，且湿性趋下，缠绵留于下肢，导致下肢气血凝滞，经络不通，发为疼痛、麻木诸症，因此论治下肢疼痛时应关注以上病机。黄培新教授针对下肢疼痛的特点，以独活寄生汤为基础方进行论治。独活寄生汤具有祛风胜湿、除痹止痛、补益肝肾的功效，主治痹证日久、肝肾两虚、气血不足之证。方中独活祛风除湿，宣痹止痛，主入下元，善治下焦筋骨间之风寒湿邪；桑寄生除痹止痛，兼补益肝肾，二者共为君药，入下焦肝肾经，祛风除湿，通经活络，止痹痛。川芎活血化瘀，行气止痛，以行血中气滞、气中血滞；合用当归、芍药、熟地黄养血和营，取"治风先治血，血行风自灭"之意，以活血祛风止痛；白芍与甘草合用，缓急止痛；杜仲、牛膝补益肝肾，强筋健骨；桂枝温经通络，防风，秦艽祛风除湿；细辛有通阳散寒，解痹止痛之功。诸药合用，共奏益气养血、补益肝肾、温经通络、活血止痛之效。

从西医学的角度来看，下肢疼痛的主要原因包括腰椎退行性病变、椎间盘突出、坐骨神经痛等。脊柱退变性神经根疼痛是一种因神经根受外界因素侵袭损伤，导致脊神经支配区域以疼痛为主要表现的疾病。约56%的患者表现为根性痛或坐骨神经痛。腰椎、骶椎退变性神经根疼痛，表现为从腰臀部放射至股后侧、小腿外侧和足跟，并伴麻木症状。独活寄生汤具有抗炎、抗氧化、促凋亡等作用，抑制炎症因子破坏关节软骨，提高抗氧化类物质的表达，发挥抗氧化作用，从而减少氧自由基破坏软骨细胞，抑制关节软骨退行性病变，在临床上常用于治疗坐骨神经痛、腰椎间盘突出等病证。研究表明，独活寄生汤可以通过对炎性细胞因子如肿瘤坏死因子-α、白细胞介素等进行调控，降低膝关节滑膜炎症反应程度，延缓软骨退行性病变；可以对软骨细胞生成基质金属蛋白酶（matrix metalloproteinases，MMPs）过程及软骨基质降解过程产生抑制作用，影响软骨细胞 G1 期调控因子 mRNA 表达，激活软骨细胞增殖，改善关节症状；可以抑制软骨凋亡基因 vcl-2

与促凋亡基因 P53 的表达，延缓软骨细胞凋亡进程，改善病情。对于下肢疼痛的患者，可以独活寄生汤为基础方论治。

（三）丘脑综合征

丘脑综合征是由于丘脑膝状体动脉阻塞产生的丘脑病变，是脑血管意外的常见卒中后遗症。临床上的主要症状为丘脑损伤对侧偏身的感觉异常，可出现对侧肢体弥漫性自发性疼痛，又称丘脑痛。丘脑痛常为剧烈的、难以形容的自发痛或激发性痛，疼痛性质各种各样，可有灼烧感、麻刺感、冷感或难以描述的痛感。剧痛呈持续性，可突然加重，也可因风吹、特殊气味、情绪刺激等加剧。西医学治疗一般采用止痛药、抗惊厥药等药物，但是收效不佳，并且容易引发系列不良反应。丘脑痛是导致肢体疼痛的重要原因，也是神经损伤康复治疗的重大难题，中医药对此的干预能够发挥重要优势。

黄培新教授认为，因丘脑综合征出现的肢体疼痛，仍可采取异病同治的思路。虽然其发病原因多种多样，但是疼痛的症状表现具有共通性，在中医病机和证型方面有共通之处，都有正气不足、气滞血瘀、寒湿痹阻的原因。由于气血不能正常通行，脉道痹阻，邪气客于经脉，肌肤失和而导致疼痛。因此其治则仍为扶护正气，益气活血，散寒除湿，除痹止痛。对于表现为上肢疼痛明显者，可予黄芪桂枝五物汤为基本方进行治疗；对于下肢疼痛明显者，可予独活寄生汤为基本方进行治疗。

二、痛证的同病异治

疼痛在临床上十分常见，虽然各种痛证有相通的病因病机，可以提纲挈领地认识全局，但毕竟每一例病患并非完全相同，有部位差异、疼痛性质差异、发病时间差异、程度差异、起病原因差异等，不一而足。因此在遣方用药过程中不能够机械生硬地照搬模仿，在把握痛证共性的基础上，审证求因，因人制宜，切实了解每例患者的发病情况后进行个体化治疗，在面对相同病症时也要根据具体临床表现的差异调整治疗方案，即为同病异治。

（一）卒中后疼痛

疼痛是脑血管意外发生后的常见后遗症，如脑卒中后可出现偏瘫侧肩关节疼痛，丘脑膝状体动脉供血区梗死后可出现丘脑痛等。黄培新教授认为因脑血管意外而出现的疼痛症状，应该重视益气通络、活血化瘀，加用通络行气的药物进行治疗，例如因脑梗塞后遗症出现疼痛的患者，可以搭配补阳还五汤或益脑安胶囊（院内制剂）进行治疗。

脑卒中发生后常有气滞血瘀、痰瘀胶结、浊邪内阻、经络不通的病理状态，也是导致疼痛发生的重要病理基础和原因，所以在治疗上除了一般处理以外，还应兼有补益气血、行痹通络、化浊散瘀的治法。补阳还五汤是治疗气虚血瘀证的代表方，方中重用黄芪，伍以桃仁、红花、归尾等旨在补气活血通络，常用于中风病后遗症气虚血瘀证的治疗。益脑安胶囊是广东省中医院院内制剂，由天麻、当归、全蝎等药物组成，具有平肝息风、通络止痛的功效，针对卒中后遗症出现的疼痛症状，搭配使用每每取效。卒中后瘀血阻络，痰瘀胶结是导致系列后遗症的重要原因。瘀血阻于脑络则脑府不宁，神机失用；瘀血阻于肢体经络则局部气血凝滞不通，肌肤失荣，或发为疼痛，或麻木不仁，若素体亏虚，则更易兼有肝肾不足或寒湿痹阻等证，发为痹证。因此搭配活血通经的治法尤为重要，使气血通行，经络流畅，营卫之行复如其常，则痹痛自去。

（二）腰椎退行性病变

腰椎退行性病变可导致腰椎间盘突出、椎管狭窄、压迫神经等病理变化，临床症状包括腰痛、下肢疼痛等。黄培新教授认为论治应该重视补益肝肾，温暖肾阳。腰椎退行性病变在临床上十分常见，或因年老体虚，肝肾不足，或因常年劳损，筋骨不用，或因久坐不行，活动减少，或因吹风受冷，寒邪内客，所谓"腰为肾之府"，肝肾与下焦病变密切相关，腰腿疼痛等下半身症状多与肝肾亏虚有关。因此应重视温补肾阳，可采用肉苁蓉、淫羊藿、山茱萸、杜仲、牛膝等药物，直入下焦肝肾，重在温煦下元，使元阳充足，则一身阳气旺盛，气血充沛，寒湿自散，起到温阳散寒、祛风胜湿、除痹止痛的功效，是治疗痛证的一大治法。

异病同治与同病异治是中医理论的两大特色，反映了中医临床诊治思维。异病同治是黄培新教授论治痛证的一大经验。从西医学的角度来看，导致肢体关节疼痛的原因非常多，但是从中医的角度而言，导致痛证的核心病机相近，必不离正气亏损、邪气侵袭、气滞血瘀、经络不通、肢体失荣等几大病机，最终都导致"不通则痛"或"不荣则痛"而产生疼痛的症状，这为异病同治提供了理论基础，也是中医治疗的一大特色和优势。早在《黄帝内经》中，就有"智者察同"的论述，强调要抓住事物的内在联系，发掘共同规律，概括核心内容，在不同的事物中找到共性和相通之处，驭繁以简，把握论治的要点，这就是异病同治的主要内涵，也是中医理论的重要思维方式。同病异治在治疗的过程中同样发挥重要作用，中医向来强调因人制宜、因时制宜、因地制宜的三因制宜原则，并把握辨证论治的核心，有针对性地判断原因、病机、病性，对证用药。

黄培新教授对痛证异病同治与同病异治的临证经验是辨证统一、互相参伍的，不能够分割看待。异病同治强调理解病证的共同特性，把握论治的整体方向；而同病异治强调详细结合临床情况，做到因人制宜，辨证论治，制定合适的治疗方案。

参 考 文 献

[1] 杨子明，李放，陈华江. 颈椎病的分型、诊断及非手术治疗专家共识（2018）. 中华外科杂志，2018，56（6）：401-402.

[2] 陈斌，袁普卫，康武林，等. 黄芪桂枝五物汤在骨伤科的应用进展. 中国中医骨伤科杂志，2015，23（5）：

71-74.

［3］黄兆胜，施旭光，朱伟，等．黄芪桂枝五物汤及其配伍抗炎镇痛的比较研究．中药新药与临床药理，2005（2）：93-96.

［4］施旭光，朱伟，黄兆胜．黄芪桂枝五物汤及其配伍对佐剂性关节炎大鼠的抗炎、抗氧化作用研究．中药药理与临床，2006（Z1）：3-5.

［5］中华医学会疼痛学分会．脊柱退变性神经根疼痛治疗专家共识．中华医学杂志，2019（15）：1133-1137.

［6］陈成然．独活寄生汤现代药理研究及临床应用．现代中西医结合杂志，2004（21）：2926-2928.

第十三节　补中益气汤治疗帕金森病
非运动症状的临证思路

帕金森病是一种发生于黑质和黑质纹状体通路上的变性疾病，以静止性震颤、肌强直、运动减少、姿势障碍为主要临床特征，属于中医学"颤证"范畴。除了肢体震颤这一典型症状以外，帕金森病患者还常伴有一系列的非运动症症状，包括便秘、流涎、睡眠障碍、直立性低血压、眩晕、感觉障碍、精神障碍等，严重影响患者日常生活质量。

黄培新教授认为，中医对于帕金森病主症震颤的论治多从平肝息风、补益肝肾入手；而帕金森病的运动迟缓、乏力的运动症状及便秘、流涎、睡眠障碍、直立性低血压等非运动症状，则多具有中气不足，气血亏虚的病机，治以健脾升清、补益气血。

一、帕金森病运动迟缓

运动迟缓和少动是帕金森病的典型运动症状，是诊断原发帕金森病的特征症状。帕金森病运动迟缓表现为随意运动减少、始动困难、动作缓慢，做重复动作时速度减慢、幅度减小，或有转身和行走困难。《素问·痿论》曰"脾主身之肌肉"，四肢肌肉皆禀脾胃运化的水谷精微滋养，脾气充足则肌肉四肢得以充养，肌肉发达丰满，活动轻劲有力，脾气亏虚，肢体失濡则肢体无力而运动迟缓。

黄培新教授认为，虽然帕金森病震颤症状的主要病机是肝风内动，但运动迟缓、少动、肢体强制性乏力等症状则以脾气亏虚为主要病机。帕金森病以震颤为主要特点，还有肌张力增高、肌肉强直的特征，符合中医学"拘证"的特点，在治疗上还应结合"拘证"的思路来辨治。肝为风木之脏，其性刚动；脾为气血生化之源，主司后天；肾藏一身元精，为先天之本。肝肾阴虚，阴不敛阳，水不涵木，阳亢上扰，肝风内动，发为震颤、强直等症状；肝阳亢动，木气横逆，直犯脾土，土行为木行所乘，又因肾精不足，先天不能资助后天，则土气不旺，脾失运化，气血生化无源，四肢失养，行动无力，因此虽有震颤、强直等亢奋性肌肉症状。但是患者的随意运动减弱，行动乏力迟缓，是脾气失濡的表现，治疗当以健脾益气、补益气血为大法，使后天充养，精微四布，则肢体得濡，精力自复。补中益气汤是健脾益气、补益气血治法的代表方，也是中医治疗肌肉无力、运动乏力等症的重要方剂，适用于帕金森病出现的运动迟缓症状，起到补益脾气、健运四肢的功效，能够改善患者运动迟缓、少动、强直性无力等症状。

二、帕金森病伴功能性便秘

便秘是帕金森病非运动症状中发病率最高的症状之一，严重影响了患者的生活质量，西医认为其发病与自主神经功能紊乱有关。《素问·阴阳应象大论》曰："清气在下，则生飧泄；浊气在上，则生䐜胀。"中医认为，脾胃居于中焦，脾升而胃降，胃主受纳，脾主运化。脾病则运化失司，清气不升，浊气不降，或推动无力，糟粕失导，大便难解。

黄培新教授认为，绝大多数帕金森病患者伴有较顽固的便秘，原因有二：一方面由于中脑黑质多巴胺（Dopamine，DA）能神经元变性死亡，引起纹状体 DA 含量显著性减少；另一方面则是长期应用乙酰胆碱类等西药，产生外周抗胆碱反应导致便秘。又因帕金森患者运动减少导致胃肠蠕动减慢，结肠运输延迟，或帕金森病本身引起的盆底肌失弛缓，一并导致了便秘。在这方面，中医药治疗有其优势，腑气一通，则浊气可降，清气得升，脑窍清利，临床症状也可改善。帕金森病发病多有气血不足、正气亏虚之本，久病失养，中气不振，运化失司，清阳不举，浊阴不降，腑气不通，糟粕内阻，又气虚津亏，肠道干涩，推动无力，传导失司，自然发为便秘之症。对于帕金森病伴发的功能性便秘，因本已虚，不能妄用下法，当以健脾益气、升清降浊之法，益气通便，寓泻于补，通利肠腑，方以补中益气汤为代表。

补中益气汤方中黄芪、党参大补脾肺之气，资助后天脾土，使气血化生有源；当归补血养阴；陈皮醒脾和胃，行气通积；柴胡、升麻升清阳、降浊阴，使气行推动糟粕下传，补而不滞。在此方基础上，通常加用熟地黄、何首乌，可加强补血养阴、润肠通便的功效。诸药共奏补气健脾、升清降浊之功，清阳升举则浊阴自降，腑气得通，大肠传导功能恢复，排便通畅，从而达到治疗便秘的功效。

现代研究也发现，补中益气汤能增强肛门括约肌的肌力，增强直肠黏膜的附着力，对肠蠕动有双向调节作用。当肠蠕动亢进时有抑制作用，肠张力下降时则有兴奋作用。方中黄芪含有苷类、多糖、黄酮类等多种有效成分，能促进机体代谢；柴胡含有柴胡皂苷、挥发油、多糖等，有兴奋胃肠道平滑肌、促进肠胃运动的作用；白术含苍术酮、苍术醇等挥发油，可双向调节胃肠运动；升麻水提取物能抑制离体肠管，具有镇痛、解痉的作用；当归能促进物质代谢，其挥发油可增加肠管的血流量，有明显的促进胃肠道平滑肌收缩作用。

帕金森病伴随的功能性便秘，采用以补中益气汤为代表的健脾益气法往往能收到较好的临床疗效。与西药相比，其疗效更为持久，远期疗效尤为显著，不良反应也更少，值得在临床推广，以改善患者生活质量。

三、其他非运动症状

帕金森病非运动症状还包括失眠障碍、自主神经功能紊乱等。其中失眠、味觉缺失、流涎、直立性低血压等症状，从中医的角度看都有近似的病机，即脾气亏损，气血不充。脾土虚弱，后天乏源，气亏血虚，心神失养则发为失眠；中气不振，食不知味，五味不分则出现味觉缺失；土虚失摄，脾液自溢则出现口角流涎；气血不足，清阳不升，失于上荣则出现直立性低血压。黄培新教授认为，帕金森病的多种非运动症状虽然与西医学中多个系统的病变有关，但都具有中医理论中脾虚亏虚的特点，通过中医证候分析，运用取象比类、辨证论治的思维，都可以健脾益气、升清扶本为治法，以补中益气汤为代表方。

帕金森病患者睡眠障碍主要表现为早醒、睡眠破碎、浅睡时间延长、深睡期时间缩短。《灵枢·营卫生会》曰："老者之气血衰，其肌肉枯，气道涩……故昼不精，夜不瞑。"中医认为失眠的病机可归结为阴阳气血的失衡，阳不入阴，气血亏虚，营卫失常都是导致失眠发生的重要原因。心为君主之官，主神明，心神失养则神明不宁；又因心主血脉，血养心神，心血又以脾土为化生之源，心脾两虚则损耗阴血，阴阳不和，引起失眠。帕金森病的患者多年迈血少，气血损耗，心血亏虚，心失所养而致不寐，或有久病脾虚，中焦运化无力，气血生化乏源，心神失养而不得寐。除此以外，帕金森病多以肝风内动为基本核心病机，风动于内，痰瘀内阻，气机失度，升降失司，浊阴泛上，上窍失荣，也容易导致失眠。因此论治帕金森病伴随的失眠症状，要重视调整气血阴阳，补益气血，升清降浊，调和阴阳，可以补中益气汤为基础方加减论治。补中益气汤补益气血，升清降浊，一方面使气血生化有源，气血充足，营卫之行复归于常，阴血充足，心神得养，神明自宁而得安寐，另一方面能调整阴阳清浊关系，清阳主升，以荣上窍，清窍得养，神明自安，最终恢复阴阳平衡的关系。因此对于帕金森病中出现的气血亏虚、阴阳失调型睡眠障碍，临床上可采用补益气血、升清降浊的治法进行论治。

帕金森病伴随出现的味觉缺失、流涎是由于自主神经紊乱而出现的胃肠道症状。西医学治疗流涎多采用口服苯海索等药物、注射肉毒素或手术治疗，但都具有一定的局限性。中医认为，味觉缺失、流涎都属于脾气亏虚的表现。《灵枢·五阅五使》曰："口唇者，脾之官也。"《灵枢·脉度》曰："脾气通于口，脾和则口能知五谷矣。"脾开窍于口，人的食欲、味觉与脾的运化功能密切相关，口味异常也常是脾胃功能失常。《素问·宣明五气》曰"脾为涎"，脾在液为涎，涎为唾液中较为清稀的部分，由脾气布散脾精上溢于口而化生，可以滋润保护口腔，在进食的时候分泌旺盛。如果脾精和脾气充足，涎液化生适量，上行于口但不会溢出口外；一旦脾胃虚弱或脾气失摄，则会导致涎液异常增多，甚至流出口外，出现口角流涎。年老体虚的帕金森病患者，多有正气亏虚、脾土衰弱，长期久病，气血乏源，中州失运，易见中气不摄，口腔失濡则口窍不和，食不知味；中气不摄脾液，则口涎自溢。因此针对味觉缺失和流涎，中医可从健脾益气论治，以补中益气汤为代表方加减，重视扶振中土，顾护脾气，脾土充养则精气自盛，口窍辨五谷之味，涎液濡润口腔而不流出。

帕金森病伴随直立性低血压是由于自主神经功能紊乱而出现心血管调节障碍症状，主要与交感神经受损后压力反射障碍有关。直立性低血压主要的临床症状有头晕、视物旋转或模糊等，这些症状与帕金森病的平衡障碍关联密切，而临床上治疗帕金森病运动症状的一线药物如多巴胺制剂及多巴胺受体激动剂均有降低血压的副作用，会进一步加重帕金森病血压降低和脑供血不足的症状。从中医角度来看，直立性低血压及其所导致的临床症状的病机主要为气血亏虚，清阳不举。由于患者止损脾虚，后天失养，气虚阳弱，鼓动不足，气血不能通达四末则血压下降；清阳下陷，气血不能濡于上窍，清窍失养则出现头晕、目眩等症状。本病首责之于脾土，治法应当补气养血、升阳举陷，可以补中益气汤为基础方加减治疗。用补气药与升提药相配伍，以补气为主，升提相辅，补中寓升，后天充养则气自上荣；在益气健脾药的基础上加入淫羊藿、肉苁蓉等补肾之品，有助甘温药升阳举陷；在补益药中配伍理气行血药如陈皮、当归，可调气机升降，通行气血，与西药相比，不良反应和副作用也更少。虽然直立性低血压是依据西医学检查结果的诊断，结合其临床症状特点，通过中医证候分析，仍可以抓住该病的关键病机而运用中药进行论治，能够在临床上取得良好的疗效。

帕金森病以震颤、肌强直等为最典型和主要的临床症状，但是帕金森病出现运动迟缓、乏力的运动症状及便秘、流涎、睡眠障碍、直立性低血压等非运动症状在临床上也常并见，不容忽视，严重影响患者的日常生活质量。黄培新教授对帕金森病行动迟缓的运动症状和一系列非运动症状的论治有丰富的临证经验和心得，重视从脾土论治，采用健脾扶中、补益气血、升举清阳的治法，以补中益气汤为代表方，在临床上取得了较好的疗效。本章节介绍了黄培新教授运用健脾益气治法治疗帕金森病非运动症状的经验，以冀拓宽临床思路。但这种治法应该与治疗震颤主症的治法配合使用，并根据临床实际症状情况辨证使用，灵活处理，不能一概而论。

参 考 文 献

[1] 王洁，高中宝，侍相君，等．帕金森病运动症状研究进展．解放军医学院学报，2017，38（4）：364-367.

[2] 黄培新，黄燕．神经科专病中医临床诊治．第三版．北京：人民卫生出版社，2013.

[3] 陈敏，王祎晟．补中益气汤加减治疗帕金森病患者便秘症状的临床观察．中西医结合心脑血管病杂志，2014，12（1）：59-60.

[4] 刘建安，徐江涛，宋永斌，等．帕金森病患者睡眠障碍特点分析．解放军医学院学报，2014，35（10）：1000-1003.

[5] 张春朝．帕金森病非运动症状的研究进展．中国社区医师，2018，34（11）：8-9，11.

第十四节　养阴柔筋法治疗卒中后
痉挛性偏瘫的临证经验

痉挛是中枢神经系统疾病引起的，以肌肉的不自主收缩反应和速度依赖性的牵张反射亢进为特征的运动障碍，可导致肢体运动功能受损或丧失而出现偏瘫，影响正常功能活动。痉挛性偏瘫是卒中后常见症状，因锥体束病变导致，临床上表现为折刀样肌张力增高，上肢的屈肌和下肢的伸肌张力增高明显，被动活动开始时阻力大，终末时突然减少。脑卒中后痉挛性偏瘫严重影响了患者的日常生活功能和自理能力，导致生活质量下降，因此也是卒中康复治疗的一项重点和主要难题。

黄培新教授认为，卒中后痉挛性偏瘫的主要病机为肝肾阴虚，筋脉失养。机体阴阳气血失调，血虚筋燥，而发此病，临证当以养阴柔筋法治疗，濡养筋脉，柔筋止痉，临床每每取效。养阴柔筋法的代表药之一为舒筋颗粒，该药曾为广东省中医院院内制剂，具有滋养肝血、柔肝舒筋的功效，能够降低肢体肌张力，缓解肢体疼痛、痉挛等症。兹将具体内容介绍如下。

一、中医理论基础

脑卒中后痉挛性偏瘫是由于锥体束受损，高级中枢丧失对随意性运动功能的控制能力，出现肌张力增高，肢体痉挛、强直等异常运动模式，主要表现为折刀样肌张力增高以及由此导致的肌肉运动协调异常。中医古代文献对此的描述散见于相关病证中，如"臂肘挛急""胸挛""项筋急"等，当属中医学中"筋病""痉病"等范畴。历代的医学著作对痉挛性偏瘫这一病证都有所论述，多认为其病机为气血不足、筋失所养。《素问·调经论》指出："手屈而不伸者，其病在筋。"《医贯·中风要旨》云："其手足牵掣，口眼㖞斜，乃水不荣筋，筋急而纵也。"张介宾在《景岳全书·非风》中提出"血中无气，则病为纵缓废弛；气中无血，则病为抽掣拘挛"，明确指出肢体抽搐痉挛的病机在于阴血不足，血不濡筋。

黄培新教授认为，卒中后痉挛性偏瘫的主要病机是肝肾阴虚、筋脉失养、血虚筋燥，总因机体的阴阳气血失调，病本在脑，病变涉及肝肾和经筋。发生中风病后，机体阴阳失调，阴虚失于滋潜，阳气亢进无制，进而导致肢体功能的阴阳状态失衡，出现拘急或弛缓的不平衡而发为此病。中风病多发于年老体虚的患者，素有正气不足、气血失荣之弊，其本为阴阳亏虚、气血衰少，属"衰阴衰阳"之体。而中风后出现痉挛性偏瘫的根本原因是阴血不足，不能濡养筋脉肌肉，致筋脉失养而出现肢体肌肉僵硬的症状。

卒中后痉挛性偏瘫的发病原因多为肝肾亏虚、水不涵木。该病表现出的痉挛、强直、僵硬、运动不协调等症，都是风病动摇的表现，"诸痉项强，皆属于风""诸风掉眩，皆属于肝"，因此对本病的论治多责之于肝肾阴虚，水不涵木，阴虚阳亢，虚风内动。病则阳亢风动，产生肢体拘急强劲、关节屈伸不利等系列症状。因此，对卒中后痉挛性偏瘫的论治首先要重视调整脏腑阴阳，养阴柔筋，息风止痉。

黄培新教授根据多年的临证经验，针对卒中后痉挛性偏瘫的临床特点研制成舒筋颗粒。舒筋颗粒是在《伤寒论》芍药甘草汤的基础上加用舒筋活络的木瓜制成。《伤寒论》云："伤寒脉浮，自汗出，小便数，心烦，微恶寒，脚挛急……若厥愈足温者，更作芍药甘草汤与之，其脚即伸。""两胫拘急而谵语……夜半阳气还，两足当热，胫尚微拘急，重与芍药甘草汤，尔乃胫伸。"芍药甘草汤是《伤寒论》中养血敛阴、柔筋止痛的名方，针对筋脉失濡、肢体痉挛等病证。在芍药甘草汤的基础上加入木瓜而成的舒筋颗粒制剂具有柔筋止痉的功效。方中白芍为君，入肝、脾经，柔肝缓急，养血敛阴；炙甘草味甘，归心、脾、肺、胃经，能补脾益气，缓急止痉；木瓜味酸，性温，归肝、脾经，有舒筋活络之用。诸药合用，奏滋养肝血、柔肝舒筋之效，临床上可用于改善脑卒中后患者肢体的肌张力增高和痉挛的症状。

黄培新教授治疗卒中后痉挛性偏瘫是依据中风病后阴

阳失衡，肝肾阴虚而血不濡筋的发病机制，重在养阴息风、柔筋止痉，并以此思路为基础制成舒筋颗粒制剂，调整阴阳平衡，有效缓解痉挛、肌强直、肢体疼痛等症状，改善生活质量，可备临床参考，拓展临证思路。

二、现代研究证据

随着医学技术的发展，痉挛性偏瘫的发生机制被逐渐认识。黄培新教授指导学生对舒筋颗粒开展了系列的机制研究和临床研究。

（一）机制研究

黄培新教授研制的舒筋颗粒由芍药、炙甘草、木瓜组成。现代药理研究表明，芍药苷对中枢神经系统有抑制作用，可降低肌张力，抑制运动；甘草能缓解平滑肌痉挛，有镇静和抑制周围神经作用；木瓜有较强的抗氧化能力，能够提高脑梗死患者血中超氧化物歧化酶活性，降低脂质过氧化产物丙二醛的含量。因此舒筋颗粒能改善卒中后患者肢体的痉挛状态，缓解患肢疼痛。

中枢神经系统有丰富的肽能神经，参与中枢神经循环的调节。神经肽与痉挛性偏瘫之间存在密切关系，脑卒中后神经体液的差异等可诱导机体某些神经递质的表达和调控发生变化，而这些变化在痉挛性偏瘫过程中又起着重要的作用。其中 γ-氨基丁酸（γ-aminobutyric acid，GABA）与 P 物质在骨骼肌痉挛的产生及痛觉传递中互相影响，并且因通路相似而受到普遍重视，不少研究着眼于调节这两种神经递质以期降低卒中后肌张力增高的状态和减轻疼痛。GABA-B 的受体主要分布在突触前神经终末，被激活后通过蛋白介导抑制内流，在突触前抑制其他兴奋性递质释放而产生抑制效应。P 物质是感觉神经初级传入类纤维末梢释放的神经递质，广泛存在于神经系统中，对运动神经元及感觉神经元均具有兴奋作用，不但参与痛觉的传递和调控，也对肌肉紧张度的调控起重要作用。研究发现，舒筋颗粒通过抑制兴奋性神经递质自初级传入纤维释放，减少脊髓中单突触伸肌和多突触屈肌反射传递，从而产生松弛骨骼肌的作用，使锥体束受损后引起的骨骼肌痉挛得以减轻。舒筋颗粒对初级传入神经末梢释放的 P 物质的调节机制包括两方面：一方面能够兴奋背角神经元伤害性感受，另一方面可能通过 GABA 系统触发内源性镇痛系统以抑制脊髓内痛觉的传递，从而起到镇痛效果。再者，舒筋颗粒可能通过消耗 P 物质，或干扰引起屈肌反射的皮肤伤害感受传入神经末梢的 P 物质兴奋性，从而产生抗伤害感受的作用。虽然目前对痉挛性偏瘫的病理机制有一定的研究，但是由于中药作用机制较为复杂，舒筋颗粒的具体作用机制尚需深入探讨。

除此以外，舒筋颗粒的动物实验和临床试验结果也显示出该药治疗卒中后痉挛性偏瘫有一定的优势。动物实验表明，对于稳定的痉挛性偏瘫大鼠模型，给予舒筋颗粒治疗后，采用客观神经功能缺损评分法及痛阈测定法，观察比较痉挛性偏瘫大鼠在治疗前后神经功能评分、痛阈的变化，结果发现舒筋颗粒具有改善痉挛性偏瘫大鼠神经功能缺损评分、提高痛阈的作用。

（二）临床研究

临床研究表明舒筋颗粒对卒中后肢体痉挛有一定的缓解作用，能减轻卒中后痉挛性偏瘫症状。舒筋颗粒在改善痉挛性偏瘫患者肌痉挛、改善生活质量等方面，具有与巴氯酚相同的作用，而且观察期内未见明显副作用，说明该药安全性相对较好。

中医理论虽然并非从微观角度认识疾病的发展，但是从侧面与现代的众多研究结果相参。脑卒中后锥体束受损，导致兴奋性氨基酸过度释放，兴奋脊髓的单突触和多突触反射，或使神经元内 K^+ 内流产生去极化作用，使受锥体束支配的骨骼肌收缩，引起骨骼肌的张力增高。这与中医理论中阴阳失衡的状态十分吻合。阴虚阳亢的情况下，阴不敛阳，机体的抑制功能下降，生理机能相对亢奋而产生肌张力升高、肌强直的病症，也正是中医概念中肝阳上亢、肝风内动的表现。黄培新教授认为，借助现代先进的技术手段来探讨疾病、认识疾病，不仅能够提高临床疗效，还能反过来加深对中医理论的认识和理解，促进中医理论体系的发展。

黄培新教授运用舒筋颗粒治疗卒中后痉挛性偏瘫的治疗思路，既基于多年的中医临证经验，又有现代研究作为支撑，结合了二者的优势拓展临床应用，提高临床效果。总结而言，卒中后痉挛性偏瘫主要可归结于机体脏腑的阴阳失调，阴虚不能制阳，致阳气亢逆，而在各脏腑中尤以肝肾之阴阳失衡导致疾病最为显著。因此治疗本病首先要把握阴阳失衡这一基本纲领，重视肝肾阴虚、筋脉失养、虚风内动这一病机，结合病证特点采用柔筋止痉、养血敛阴的具体治法，这是本病的一大治疗思路。

除了针对具体疾病的论治以外，黄培新教授用养阴柔筋法治疗脑卒中后痉挛性偏瘫的临证经验对中医药的发展和创新有多方面的启示。首先，一直以来由于条件的限制和研究方法的差异，某些名医经验多以心得、体会、验方等形式传承，其临床疗效可能会受到地域、人群、病种差异的影响而有所不同，适应证范围和具体疗效、安全性未有明确证据和统一规范。而借鉴循证医学理念，开展规范的临床试验，产生高质量的证据能够更加具体、明确地了解名医经验的适应范围、临床疗效、治疗安全性等信息，更好地指导临床实践应用。其次，舒筋颗粒作为名医经验方制剂，除了进行临床研究外，也进行了系列的机制研究，借助现代科技明确药物有效成分、作用机制和作用靶点，对药物本身有更深入的认识，还可以从现代理论的角度探索中医理论、中药性味的特征，拓展药物和方剂的临床应用。除此之外，以往的名医经验传承多通过跟诊、医案、整理经验等形式开展，而舒筋颗粒是依据黄培新教授的临床经验和实践，通过研究药物机制，利用现代制药技术而制成的临床成药制剂，将名医经验直接转化为具体的药物应用于临床，这也是名医经验借助现代发展而传承的重要方式。随着中医药走向现代化，对名医经验的传承和中医的传承也要与时俱进，不断吸收时代的精华，促进中医事业在新时代的发展。

参 考 文 献

［1］黄培新，陈党红．卒中后肌张力增高的中医病因病机浅析．中华中医药学会内科分会．2005 全国中医脑病学术研讨会论文汇编．中华中医药学会内科分会：中华中医药学会，2005：3．

［2］陈党红．舒筋颗粒对卒中后肌张力增高的影响及可能作用机制探讨．广州中医药大学，2005．

［3］陈党红．舒筋颗粒对脑卒中后肌张力增高大鼠神经行为学及痛阈的影响．安徽中医学院学报，2009，28（1）：44-46．

［4］陈党红，孙良生，蔡业峰，等．舒筋颗粒治疗卒中后肌张力增高 30 例临床观察．山东中医药大学学报，2009，33（4）：300-301．

第十五节 中医整体观之
老年人中医保健

人至中年后，脏气亏虚，常见多种慢性疾病。《素问·上古天真论》以女子"七七"和男子"八八"阐述人身从少及壮到老的变化；《灵枢·天年》则以十年为一周期阐述脏腑盛衰和生老过程。年岁增长，脏气渐亏，精虚正损，复易出现虚弱性的慢性疾患，出现持续或反复发作的疲劳，或伴有精神症状，但无明显的器质性病变及精神性疾病。

《素问·阴阳应象大论》曰："人年四十，而阴气自半也，起居衰矣。"进入四五十岁的中年阶段，气化无力，脏气逐衰。心肺主营卫之行，气阴不足，痰瘀内结，痹阻脉道，心阳不振，心肺气损，气血不畅，则见胸痹气短，心胸郁结，心神失养；肝者主藏血，肝血不足，濡养不及，则面色无华，神魂不安；中气不振，后天生化无源，则有神疲、食欲不振诸症；肾元衰弱，则复见一身元气不足。

黄培新教授在多年的临床实践中，根据团队的调查与研究结果，结合临证经验，针对特定的中老年慢性疾患，总结出了平调补养脏腑功能的经验方，基本组成为党参、麦冬、五味子、制首乌、丹参、山茱萸、大枣。该方性味平和，兼顾脏腑，可辅助治疗中老年患者临床常见的神疲、乏力、气短、寐差、面色无华、畏风寒等虚弱性病症。此方中党参益气生津，大补肺脾之气；麦冬养胃生津，滋养心阴；五味子益气生津，补肾宁心。此三药合为生脉散，益气养阴。制何首乌补益精血，滋补肝肾；丹参活血祛瘀，通经行络；山茱萸以济肝肾；大枣调养脾胃，和中生津。诸药并用，养心活血，同调五脏，且药性平和，久服无碍。

中老年患者表现为神疲乏力、心神不养、正气亏虚者，治疗上宜健脾补肾，益气行血，宁心安神，随证于基本方中加减。寐差难寝者，予肉桂、黄连交通心肾，酸枣仁养血安神。素体虚弱，脾胃不足者，用生晒参、茯苓、麸炒白术益气健脾，运化中焦，使气血生化有源；或用黄芪大补肺脾，益气固表，升举清阳，配合桂枝、白芍调和营卫。年迈久虚，精力亏少，肾元不足者，当补其根本，以淫羊藿、巴戟天、益智仁、补骨脂、肉苁蓉补益元阳，肉苁蓉兼有润肠通便之功，治疗老年精亏便秘；益智仁温肾暖脾，巴戟天、补骨脂补肾壮骨，肾阳充盛则一身阳气充沛；再入杜仲、牛膝补肝肾，强筋骨，培元固本。《素问·阴阳应象大论》曰："形不足者，温之以气；精不足者，补之以味。"滋补肾元还可入血肉有情之品，予龟鹿二仙胶温肾填精，补气养血，以红参温补元气，龟甲胶、鹿角胶补益精血，枸杞子滋肾补肝。

临床上中老年患者常合并多种基础疾病，冠心病是常见的基础疾病，其发病与年龄密切相关，多发于40周岁以上的人群。随着年龄增长，动脉损伤和狭窄的风险会提高，遗传因素、肥胖、高血压、糖尿病、脂代谢异常等基础性疾病，以及吸烟、熬夜、饮酒、压力大、运动少等不良生活方式都是冠心病的危险因素。慢性冠心病除胸闷、胸痛、心绞痛以外，还可出现焦虑、紧张、疲劳、颈部疼痛甚至睡眠障碍、乏力、虚弱等症状。

黄培新教授认为，治疗冠心病非急性发作者应以益气养阴、活血通脉、宁心安神为法。冠心病属中医"胸痹"概念范畴，素因正气亏虚，脏腑不足，复有痰浊、瘀血、气滞、寒凝等邪气为患而作。该病多发于中老年人，盖年过半百者，肾气渐衰，脏腑气化无力，痰瘀内结，痹阻脉络，胸阳不振，心脉瘀阻，还可见心悸、胸闷、胸痛诸症，出现各型心律不齐、心脏瓣膜疾病等。治疗在经验方的基本组成上酌情加减，重用党参、麦冬、五味子，以养心阴、宁心神，加三七活血行血、散瘀止痛、补虚；郁金活血止痛，行气解郁；法半夏、薤白、瓜蒌实涤痰化瘀，开胸散结，通达心阳。冠心病患者常并见高血压，治疗上应辅以补益肝肾、平潜肝阳，加天麻、钩藤平肝息风，祛风通络；入白芍敛阴柔肝，合玉竹养阴宁神；以煅龙骨、煅牡蛎重镇降逆；加入墨旱莲、女贞子合为二至丸，补肾养肝。

中医药的临床价值目前也得到了大量基础研究的支持。现代研究发现，生脉散通过多靶点的作用参与动脉粥样硬化的防治和症状改善，通过作用于胰岛素、肿瘤坏死因子等多个靶点，调节胰岛素信号通路，TNF 信号通路、NF-κB 信号通路、PPAR 信号通路等多条途径，发挥改善胰岛素抵抗，抑制炎症反应，调节脂质代谢、抗氧化应激等作用来防治动脉粥样硬化。动物实验表明生脉散可改善糖尿病大鼠心脏功能、心肌形态，调节心肌脂代谢相关蛋白的表达，其保护糖尿病大鼠心脏收缩功能的机制可能与调节钙转运过程蛋白有关。生脉散方中的麦冬和人参均具有改善心肌缺血及心室功能的作用，故该方可改善心肌细胞外基质的合成和降解功能，从而改善心肌纤维化和心肌功能。还可通过降低丙氨酸氨基转移酶活性、血浆山梨醇脱氢酶活性以及活性氧代谢物水平含量，达到护肝作用，并有助于维持人体肠道菌群稳态而减少胃肠道疾病的发生发展。丹参对缺血性心脏病、心绞痛有一定的治疗作用。丹酚酸通过多条信号通路保护血管内皮，舒张冠状动脉，抑制血小板聚集和血栓生成，减轻炎症反应，抑制氧化应激。而何首乌中含有的二苯乙烯苷、蒽醌类、黄酮类、磷脂类和苯丙素类等多种成分，在抗衰老、抗肿瘤、保护神经以及改善血管功能等方面具有显著功效，还具备抗衰老效果。实验证明其能够抑制衰老大鼠生精细胞凋亡，促进细胞增殖，通过改善衰老大鼠下丘脑—垂体—睾丸的分泌功能延缓性腺轴衰老，提高精子质量。

天麻在降压、降血脂、镇痛、脑保护、镇静催眠、抗癫痫、抗晕眩、抗氧化、保肝、抗肿瘤及增强免疫力等多个方面都有治疗功效，能够抑制中枢神经以镇静、抗惊厥，并强化超氧化物歧化酶活性，清除氧自由基，抑制细胞凋亡，保护心肌，降低血管阻力，扩张微血管和小动脉，缩短降压时间，预防交感神经激活，持续平稳降低血压。淫羊藿通过多靶点、多通道参与心肌重构，其与女贞子配伍能改善衰老大鼠血清自由基损伤，延缓衰老。实验表明，淫羊藿、巴戟天、杜仲、补骨脂、肉苁蓉等补肾温阳类中药的配伍药可调节氢化可的松诱导的虚证模型小鼠肾上腺皮质激素的合成能力，调节肾上腺皮质激素合成。

黄培新教授结合临床实践，依托现代的研究结果，总结了治疗冠心病、慢性疲劳综合征等慢性疾患的经验处方，其药性平和，治疗中老年慢性疾患可多用之。

参 考 文 献

［1］徐慧，刘芳．早发冠状动脉粥样硬化性心脏病相关危险因素的研究进展．上海交通大学学报（医学版），2020，40（8）：1148-1151.

［2］欧阳效强，饶炼，雷敏，等．基于网络药理学探讨生脉散治疗动脉粥样硬化的作用机制．中成药，2021，43（1）：241-246.

［3］李焕，贾妮．论生脉散研究进展．辽宁中医药大学学报，2020，22（10）：190-193.

［4］阿瓦古丽·达吾提，方莲花，杜冠华．丹酚酸对缺血性心脏病的作用及作用机制研究进展．药学学报，2021，56（2）：368-373.

［5］王浩，杨健，周良云，等．何首乌化学成分与药理作用研

究进展.中国实验方剂学杂志,2019,25(13):192-205.

[6] 许廷生,陆龙存,黄子冬.天麻有效成分的药理作用分析与临床应用研究进展.中医临床研究,2020,12(21):133-135.

[7] 李倩,吴雍真,柴艺汇,等.基于网络药理学研究淫羊藿改善心肌重塑的有效成分和作用机制.辽宁中医杂志:1-10 [2021-06-22].

[8] 李亚,潘志强,谢海纳,等.温补肾阳中药对虚证模型小鼠肾上腺皮质激素合成的调节作用.上海中医药大学学报,2020,34(6):30-40,80.

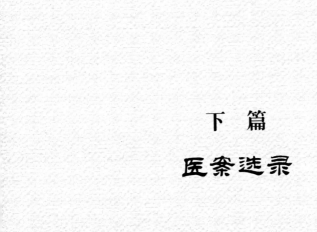

下　篇

医案选录

第一节　中风病案

一、中风案一

黄某，男，71岁，2018年9月就诊。

主诉：右侧肢体乏力麻木半月余。

刻诊：患者于2018年8月28日骑行摩托车时突然出现头晕、昏沉感，无天旋地转感，右侧肢体乏力麻木，当时测得收缩压200mmHg，经休息后可缓解。曾于当地医院治疗，次日头晕再次发作，仍伴有血压升高，遂至南方医院住院治疗，诊断为急性脑梗死。头颅MRI提示左侧丘脑、海马及左侧侧脑室颞角旁多发急性脑梗死；左侧基底节区腔隙性脑梗死；脑白质变性，脑萎缩；双侧上颌窦、筛窦及额窦炎症。MRA：左侧大脑后动脉P2段管腔轻度狭窄；双侧颈内动脉（C3-C4段）少许钙化斑块伴管腔轻度狭窄；左侧优势型椎动脉。经系统治疗后患者仍右下肢轻微麻木，乏力，时有头胀，表达能力欠佳，记忆力减退，遂来就诊。患者神清，对答尚合理，舌暗红，苔微黄腻，脉弦。既往有高血压及糖尿病病史。诊为中风-中经络，证属气虚痰瘀阻络。治以补气活血通络，滋阴潜阳息风，健脾利水化痰。处方：黄芪45g，赤芍15g，酒川芎15g，毛冬青30g，

天麻15g, 石菖蒲 15g, 法半夏 15g, 豨莶草 15g, 威灵仙
15g, 盐山茱萸 30g, 醋龟甲 20g, 益母草 15g, 豆蔻 10g,
盐牛膝15g。7 剂, 水煎服, 每日 1 剂。同时予中成药银杏
酮酯滴丸, 每次 4 丸, 每日 2 次, 口服; 丹田降脂丸, 每次
1g, 每日 2 次, 口服; 松龄血脉康胶囊, 每次 2 粒, 每日
2次, 口服。

按: 患者素体气血亏虚, 不能正常运血, 致气血瘀滞
于脑府, 闭阻脑窍, 继而淤积为痰为水, 阻遏气机, 四肢
失于濡养则麻木乏力。治疗应中西医结合, 要认清脑梗死
灶局部水肿, 血压偏高, 治疗上不能盲目降压, 防止大脑
缺血; 要积极消除痰瘀之病理产物, 减轻病灶水肿, 同时
应补气活血通络以充养脑髓; 此外还应预防痰瘀化热, 活
血之外还须凉血。黄培新教授重用黄芪补气, 配以赤芍活
血凉血, 川芎行气活血并引药上行, 此三药乃补阳还五汤
之主药, 气虚血瘀每多用之; 赤芍、毛冬青、豨莶草活血
通脉, 凉血清热, 以清痰瘀之郁热, 其中重用毛冬青; 天
麻、石菖蒲、法半夏、豆蔻合用以畅中焦而化痰息风; 益
母草活血利水, 配伍龟甲、牛膝、山茱萸等滋阴潜阳之药
潜阳息风; 威灵仙通络, 祛风除湿而除痰浊。诸药合用,
共奏补气活血通络、化痰息风潜阳之功。

二、中风案二

吴某, 男, 76 岁, 2018 年 9 月就诊。
主诉: 右侧肢体乏力 10 年, 加重 1 年。
刻诊: 患者 10 年前开始右侧肢体乏力, 自诉于外院诊

断为脑梗死，具体诊疗经过不详。近1年患者右侧肢体乏力加重，时有四肢末端麻木，无双下肢浮肿，自觉记忆力下降，舌暗红，苔白浊，脉滑。既往有高血压史，糖尿病史，高脂血症史。诊为中风之中经络，证属气虚痰瘀阻络，属中风后遗症期。治以健脾化痰，补气滋肾填精。处方：茯苓15g，白术15g，熟党参30g，法半夏15g，石菖蒲15g，天麻15g，盐山茱萸20g，淫羊藿15g，化橘红10g，酒黄精30g，豆蔻10g，大枣15g，炙甘草5g。7剂，水煎服，每日1剂。同时予中成药银杏酮酯滴丸，每次4丸，每日2次，口服；丹田降脂丸，每次1g，每日2次，口服；松龄血脉康胶囊，每次2粒，每日2次，口服。

　　按：单侧肢体乏力是中风恢复期及后遗症期的常见症状。患者10年前中风虽经救治病情由重转轻，由危转安，但残余之邪未净，经络未和，气血虽顺未畅，滞而不达，津液循行受阻，为痰为瘀，导致清气不入，浊气不出，窍络不利。此乃"本虚标实"之候，"本虚"即气血不足，肝肾阴精亏虚，致使脑脉失养，髓海空虚，可致肢体乏力；"标实"即正气亏虚，所生痰浊、瘀血阻滞脑窍脉络，"气行则血行"，气虚则运血无力，血流不畅而成瘀，水液不化而成痰。故治疗上黄培新教授从脾肾入手，以茯苓、白术、党参、半夏、石菖蒲、豆蔻、化橘红、天麻健运中焦而培补气血、化痰息风，其中重用党参补气健脾，气充则运血有力。以山茱萸、淫羊藿、黄精补肾填精，充养脑髓，脑髓得充则经络得其所主。诸药合用，寓补于通，寓补于消。

此外，黄培新教授还强调中成药在临床上的运用，诸如此类慢性病患者需长期服药，中药煎服略显繁琐，患者往往不能坚持，而中成药则更易于被接受并坚持服用，故临床用药还应多加考虑患者的依从性，方能帮助患者一同战胜病痛，这也是仁义仁术之体现。银杏酮酯滴丸、丹田降脂丸、松龄血脉康胶囊是黄培新教授用于降血脂、通血管的临床常用处方，同西药降脂药相比副作用更小，且收效良好。

三、中风案三

罗某，男，68 岁，2018 年 10 月就诊。

主诉： 双下肢无力 5 年。

刻诊： 患者分别于 2013 年 9 月、2014 年 5 月有中风病史，两次中风病的西医诊断均为脑梗死。2013 年中风后开始出现双下肢无力的症状，2014 年再次中风后双下肢无力的症状进一步加重。就诊时自述双下肢酸麻无力，可自行走路但行走困难，语言謇涩，大便 4 日一行，失眠，入睡困难，下半夜易口干欲饮，小便调，胃纳一般。舌胖嫩，苔薄白，脉弦细。诊为中风后遗症，证属气虚血瘀，治以益气通络，补益肝肾，方用补阳还五汤加减。处方：黄芪 45g，赤芍 15g，川芎 15g，毛冬青 30g，巴戟天 20g，杜仲 15g，豨莶草 15g，威灵仙 15g，肉苁蓉 20g，豆蔻 10g，怀牛膝 15g，肉桂粉 1.5g（焗服），麦冬 15g。7 剂，水煎服，每日 1 剂。另予中成药银杏酮酯滴丸，每次 4 粒，每日 3

次，口服；丹田降脂丸，每次 1g，每日 2 次，口服；松龄血脉康胶囊，每次 2 粒，每日 3 次，口服；益气养心安神口服液（院内制剂），每晚 2 支，口服。

按： 中风后遗症在《黄帝内经》中就有"偏枯""身偏不用"等描述；《金匮要略·中风历节病脉证并治第五》也有"邪在于经，即重不胜"的论述；《医林改错》认为气虚血瘀是中风后半身不遂的病因。中风后遗症常见半身不遂、肢体无力、口角歪斜、语言謇涩、失语等症状，病机多为肝肾不足、气虚无力、痰浊内阻、瘀血阻络等。本案患者下肢无力，语言謇涩，舌胖嫩，苔薄白，脉弦细，正是气虚无力、痰瘀内阻的表现；又兼有便秘、失眠、口干等症状，是由于肝肾不足，阴不敛阳，心火内扰。故以补阳还五汤为基础，重用黄芪为君，补气通络，使气行则血行；辅以川芎、赤芍、毛冬青，活血化瘀；针对下肢无力等症状，以豨莶草、威灵仙、肉苁蓉、牛膝等补益肝肾、强筋壮骨；对于不寐、寐差的症状，则用麦冬清热养阴，肉桂引火归原，取交泰丸之义，因忌黄连苦寒伤正，以麦冬易之。从西医学的角度来看，脑卒中后运动功能障碍，多有神经功能缺失、血管硬化、血液循环受阻等病变，黄培新教授在中药治疗的基础上配合口服中成药治疗，以降低血脂、软化血管、改善血液循环，进一步提高治疗效果。

第二节 痫证案

一、痫证案一

罗某，男，39 岁，2016 年 10 月就诊。

主诉： 反复熟睡后突发不自主活动 10 余年。

初诊： 患者于 20 余岁时开始被家人发现经常半夜起床活动，呼之无反应，后突发跌仆在地，四肢抽搐、双目上视、口吐涎沫，持续十余分钟，后自行清醒，清醒后无法回忆当时的情况，曾于当地医院就诊，诊断为"癫痫"，予口服丙戊酸钠片，后发作次数较前减少，多次治疗仍有发作，为进一步诊断治疗来诊。诊时症见神清，精神可，面色无华，最近一次发作时间为 2016 年 10 月 1 日，约夜间 1 时许起床在房间走动，2 分钟后倒地，四肢抽搐，双目上视，面色苍白，口吐涎沫，约持续 5 分钟后神志自行转清，自行回房睡觉。平素纳可，眠可，二便调。舌暗红，苔薄白，脉弦数。诊断为痫证，证属风痰上扰脑窍，治以息风涤痰开窍。予中成药羚羊角口服液，每次 5mL，每日 2 次，口服；益脑安胶囊（院内制剂），每次 4 粒，每日 2 次，口服；七叶神安片，每次 1 片，每日 2 次，口服。

二诊：病史症状同前，诊时见口干，舌暗红，苔薄白，脉弦数。予中药：茯苓 15g，白术 15g，党参 30g，法半夏 15g，石菖蒲 15g，天麻 15g，盐山茱萸 20g，当归 10g，全蝎 5g，黄连 10g，肉桂 3g（焗服），浮小麦 30g，大枣 15g，炙甘草 5g。7 剂，水煎服，每日 1 剂。

三诊：病史同前，服药后 1 个月余未发作，口干，舌暗红，苔薄白，脉弦数。中药处方同前，继服 7 剂。另予中成药羚羊角口服液，每次 5mL，每日 2 次，口服；益脑安胶囊（院内制剂），每次 4 粒，每日 2 次，口服；七叶神安片，每次 1 片，每日 2 次，口服。

四诊：三诊后 4 个月复诊，其间偶有发作。现无明显口干，舌暗红，苔薄白，脉沉细。予中药处方：柴胡 15g，白芍 20g，枳壳 15g，茯苓 15g，白术 15g，党参 30g，香附 10g，法半夏 15g，薤白 15，天麻 15g，浮小麦 30g，大枣 15g，炙甘草 5g。7 剂，水煎服，每日 1 剂。

五诊：四诊后 8 个月，患者前来复诊，其间未有发作。舌暗红，苔薄黄，脉细滑。予中药处方：熟地黄 20g，白芍 20g，川芎 15g，当归 15g，天麻 15g，全蝎 5g，龙骨 30g（先煎），牡蛎 30g（先煎），法半夏 15g，党参 15g，砂仁 5g（后下），大枣 15g，炙甘草 10g。7 剂，水煎服，每日 1 剂。另予中成药七叶神安片，每次 1 片，每日 3 次，口服；羚羊角口服液，每晚 5mL，口服；益脑安胶囊（院内制剂），每次 4 粒，每日 3 次，口服。

按：本例为青年患者反复发作的睡眠中癫痫，属中医学"痫证"范畴。中医学认为痰浊是痫证发病的根源，痰浊凝聚，阻于胸膈之间，影响气机升降，与虚、风、火、瘀等病理因素相互搏结，蒙蔽清窍，冲扰脑窍，发为癫痫。痰为津气凝聚，裹结日深，即成胶着不拔之势，是痫证患者久发难愈、缠绵不止的病理基础。《临证指南医案》谓："内脏不平，经久失调，一触积痰，厥气内风，猝焉暴逆，莫能禁止。"故治痫必先治痰，息风涤痰是治疗癫痫一贯的法则。该患者病情已反复发作十年，积痰较深。治疗上，以息风涤痰开窍为法。一诊时，患者考虑长期服药，要求服中成药，予羚羊角口服液平肝息风，予益脑安胶囊（院内制剂）息风涤痰，予七叶神安片益气健脾以固本。二诊时，患者新近发作一次，考虑病势较急，建议患者服汤药以图速效，选半夏白术天麻汤以息风涤痰，加山茱萸以益肝肾固本，加当归、全蝎活血，予黄连、肉桂取交泰丸之意交通阴阳以安神，考虑患者久病必有气机郁滞，合甘麦大枣汤舒肝解郁。三诊时，患者 1 个月未发作，药已起效，效不更方，配合中成药以图长期疗效。四诊时，患者时隔 4 个月发作一次，患者担心病情反复，在予半夏白术天麻汤祛痰的基础上合四逆散、瓜蒌薤白白酒汤、甘麦大枣汤以理气解郁。五诊时，患者已半年未发作，予四物汤合二陈汤养血活血、化痰通络，加天麻、全蝎化顽痰瘀血，加龙骨、牡蛎息风。纵观本病治疗全程，时刻抓住痰浊的核心病机，并根据患者的情况兼顾活血、息风、理气、健脾，使患者气机通畅，杜绝生痰之源，方可取得理想的疗效。

二、痫证案二

薛某，女，14岁，2018年10月就诊。

主诉： 精神行为异常2个月。

刻诊： 患者诉2个月前无明显诱因下出现突然仆倒，不省人事，右侧肢体抽搐，持续2分钟后症状自行缓解，醒后不能说话。曾到东莞市人民医院住院治疗，诊断为"病毒性脑炎"，予丙种球蛋白和激素治疗，治疗后遗留言语不利，仆倒，不省人事，肢体抽搐发生2次，为求中医治疗来诊。症见言语不利，精神烦躁，头晕；四肢乏力，以右上肢明显；左下胸部疼痛，乳头有白色分泌物溢出；口干口苦；2个月未行经。无半身不遂，无口角歪斜。舌暗红苔黄，脉细滑。诊为痫证，证属脾虚痰盛夹瘀，治以健脾化痰，息风止痉。处方：茯苓15g，白术15g，党参30g，法半夏15g，天麻15g，当归10g，全蝎5g，盐山茱萸15g，淫羊藿15g，薤白15g，豆蔻10g，大枣15g，甘草5g。7剂，水煎服，每日1剂。

按： 中医认为，痫证是因气机逆乱、神机失控而致精神恍惚，甚则忽然仆倒，昏不知人，口吐涎沫，两目上视，四肢抽搐，或口中如猪羊叫声，移时苏醒，醒后如常人的一种病证。本例患者由于先天禀赋不足，加之后天饮食不节，损伤脾胃，脾失健运，聚湿生痰，痰浊内盛，痰随气逆，蒙蔽心神清窍，故见精神行为异常，仆倒不省人事；脾虚生化不足，故见四肢乏力，头晕目眩；加之肝气不舒，故见情绪急躁，胸部疼痛，肝火偏旺，则火动生风，煎熬津液，结而为痰，故见口苦口干，舌苔黄。据此，以健脾化痰，息风止痉为法，方以茯苓、白术、党参健脾益气，补后天之本，法半夏燥湿化痰，天麻、全蝎息风止痉，当归活血补血，山茱萸滋补肝肾，淫羊藿温补肾阳，薤白宽胸理气散结，豆蔻温中化湿行气，大枣、甘草健脾和中。用药紧抓病机，药随症转，值得效法。

第三节　面肌痉挛病案

一、面肌痉挛案一

余某，女，53 岁，2014 年 12 月就诊。

主诉：左眼睑间歇性抽搐 2 年余。

初诊：患者于 2 年余前无明显诱因下出现左侧乳突部疼痛，继而出现左侧脸部活动不灵，左侧眼睑不能闭合，左眼流泪，无肢体偏瘫，无言语不利，无口眼㖞斜，无味觉障碍，无头晕呕吐，遂至当地医院就诊，查头颅 CT 未见明显异常（未见报告），诊断为特发性面神经炎，经激素、抗病毒等治疗后（具体不详），症状缓解，但遗留左侧面部肌肉间歇性不自主跳动，以左眼睑处为主，偶伴有左嘴角跳动，每天发作频繁，数十次至上百次不等，发作无规律，每次发作持续几秒，发作间期患处亦有肌肉紧绷感。中药、针灸等治疗 2 年后症状未见明显缓解，故来求诊。诊时症见神清，精神疲倦，言语流利，对答切题，左侧面部肌肉间歇性不自主跳动，以左眼睑处为甚，偶伴有左嘴角跳动，无口眼㖞斜，无额纹消失及鼻唇沟变浅，伸舌居中，味觉正常，无口干口苦，四肢活动灵活，纳眠可，二便调。舌暗，苔白，脉沉细。中医诊断为痉病，西医诊断为面肌痉挛，证属风湿痹阻，筋脉失养，治以祛风胜湿，舒筋活血通络。处方：羌活15g，独活15g，川芎15g，蔓荆子15g，藁本15g，防风15g，葛根30g，白芷15g，天麻15g，白芍20g，玉竹20g，大枣15g，炙甘草5g，龙齿30g（先煎）。7剂，水煎服，每日1剂。另予中成药羚羊角滴丸，每次10丸，每日2次，口服。

二诊：服药后眼睑抽搐症状稍缓解，发作频率稍减少，诉近来晨起口苦，小便偏黄，睡眠欠佳，余症同前。舌暗，苔薄黄，脉沉细。予中药：牡丹皮10g，栀子10g，柴胡10g，生地黄20g，醋龟甲20g（先煎），龙齿30g（先煎），香附10g，酸枣仁20g，白芍20g，玉竹20g，浮小麦30g，大枣15g，炙甘草5g，珍珠母30g。7剂，水煎服，每日1剂。另予中成药羚羊角滴丸，每次10丸，每日2次，口服；珍珠末，每次1支，每日2次，口服。

三诊：服药后左侧眼睑抽搐较前缓解，但额部、口角处出现红色斑点，无高出皮肤，压之不退色，无瘙痒等特殊不适，持续几天未消退。纳眠可，二便调，舌暗，苔白。牡丹皮10g，栀子10g，生地黄20g，紫草10g，徐长卿15g，肿节风20g，白芷15g，醋龟甲20g（先煎），白芍20g，大枣15g，炙甘草5g。7剂，水煎服，每日1剂。另予珍珠末，每次1支，每日2次，口服；益脑安胶囊（院内制剂），每次3粒，每日2次，口服。

四诊：眼睑抽搐明显缓解，发作时只有略微颤动，额部、口角处出现红色斑点已消退，余无特殊不适，大便次数增多，成型，小便调，纳可，眠稍差，舌暗，苔薄白，脉沉细。因症状明显缓解，故暂停中药汤剂，予中成药益脑安胶囊（院内制剂），每次2粒，每日2次，口服；七叶神安片，每次2粒，每日3次，口服；复方北芪口服液（院内制剂），每次1支，每日3次，口服。

　　按：面肌痉挛是一种缓慢进展的疾患。中医认为该病是阴血亏虚，虚风内动，风痰壅络，筋脉失养等原因所致，病机是因实致虚，虚实夹杂。黄培新教授认为，风痰内阻、痰瘀交结是面肌痉挛经久不愈的原因之一，早期治疗应以祛邪为主，同时兼顾息风镇痉，即以祛风涤痰，活血通络，息风止痉。故首诊取羌活胜湿汤加减，祛风舒筋活络；加用葛根、白芷舒筋解痉；白芍、玉竹滋阴解痉；天麻、龙齿镇肝潜阳，息风止痉。合羚羊角滴丸清肝平肝息风。二诊见晨起口苦，小便偏黄，睡眠欠佳，舌暗，苔薄黄，均为肝郁日久化热，上扰心神之症。予牡丹皮、栀子、柴胡疏肝清热，生地黄清血中伏火，香附疏肝，龟甲滋阴潜阳，龙齿、珍珠母平肝息风止痉，甘麦大枣汤合酸枣仁解郁宁心安神，白芍、玉竹滋阴解痉。加中成药珍珠末加强平肝息风之效。三诊额部、口角处出现红色斑点，考虑为肝郁化热入血，原方加徐长卿、紫草活血通络，凉血透疹，使得血热去而疹退。四诊主症缓解明显，故停用中药汤剂，予中成药七叶神安片养心安神，复方北芪口服液（院内制剂）补肾健脾、益气养血以求本。

该患者治疗上初以祛邪为主，治以祛风涤痰、活血通络、息风止痉，后逐渐过渡到扶正补虚为主，兼顾搜风通络。在治疗时注意兼症，采取缓急有序，标本兼治的原则，取得了理想的疗效。用药方面，依据"治风先治血，血行风自灭"的理论，养血活血之品常贯穿治疗始终，当归、醋龟甲、生地黄、白芍等为常用之品。黄培新教授认为，葛根、玉竹、白芷有松弛肌肉，特别是对头颈部肌肉有特殊疗效，所以大多用于治疗肌肉痉挛、疼痛等症状。另外，中成药的应用不可忽视，根据患者不同的时期，辨证辅以益脑安胶囊（院内制剂）祛风化痰，羚羊角滴丸平肝息风，七叶神安片益气安神。后期症状明显缓解，加用补益肝肾药物巩固疗效。

二、面肌痉挛案二

马某，男，52岁，2020年7月就诊。

主诉： 左面肌、眼肌不自主痉挛3年余。

初诊： 患者诉3年前出现左面肌、眼肌不自主痉挛，曾打肉毒素1个疗程，现仍有症状，遂求中医诊治。查舌体淡红，苔白浊，脉细。诊为痉证，证属风寒湿痹，治以祛风散寒，胜湿止痛。中药处方：羌活15g，独活15g，川芎15g，蔓荆子20g，藁本15g，防风15g，天麻15g，当归15g，全蝎10g，龙骨30g（先煎），牡蛎30g（先煎），大枣15g，白芍20g，玉竹20g，炙甘草5g。7剂，水煎服，每日1剂。再配合中成药：益脑安胶囊（院内制剂），每次4粒，每日 3 次，口服；七叶神安片，每次 1 片，每日 3 次，口服；珍珠末，每次 1 支，每日 1 次，口服。

二诊：患者诉服完 7 剂后，左面肌、眼肌不自主痉挛症状较前缓解，紧张时加重，舌淡红，苔白浊，脉细滑。考虑患者风寒湿邪未祛，伴肝气郁结，治以祛风止痉、疏肝健脾。在前方的基础上，去玉竹、大枣，当归减为 10g，全蝎减为 5g，加升麻 10g、人参 10g。7 剂，水煎服，每日 1 剂。同时予归脾丸，每次 10 粒，每日 2 次，口服；逍遥丸，每次 8 粒，每日 2 次，口服。

按：面肌痉挛属于中医学"瘛疭"范畴，可由邪气痹阻，经络不通，筋肉失濡而发。本案患者左面肌、眼肌不自主痉挛 3 年余，四诊合参，辨为风寒湿痹，阻滞经络。因风寒湿邪上犯头面，面络不和，筋肉不养而发为抽搐痉挛，故治疗上应注重祛散风寒湿邪，和络止痉。黄培新教授常用羌活胜湿汤加减治疗风寒湿邪上犯所致的面肌痉挛，取其祛风胜湿之功，治疗风湿在表之病证尤为有效。方中羌活、独活、蔓荆子、藁本、防风祛风胜湿，升举清阳，祛除痹阻；川芎、当归养血活血，取"治风先治血"之意，以养血和络，息风止动；天麻平肝潜阳，息风止痉；全蝎擅长搜经通络，活血息风；龙骨、牡蛎重镇平肝；白芍缓急柔肝；玉竹养阴增液；大枣、炙甘草调和诸药。再配合中成药综合治疗。益脑安胶囊（院内制剂）是在广东省名老中医林夏泉的经验方"除痫散"的基础上改进而来，由天麻、当归、全蝎、芍药、蜈蚣等药物组成，共奏养血息风之功效。七叶神安片息风定惊，珍珠末安心宁神。中药汤剂与中成药并用，养血息风，宁神止痉。二诊时，患者症状有缓解，但紧张时仍加重，考虑为肝气郁结、肝风内动之征。治疗上仍遵前法，祛风胜湿，养血息风。在前方基础上去玉竹、大枣，加升麻、人参增强健脾益气、补中升阳之功；当归、全蝎减量，以免长时间服药以后，药性过于温燥或有毒性。配合归脾丸、逍遥丸以调理肝脾，扶土抑木，调和气血。

第四节 面瘫病案

一、面瘫案一

王某，女，47岁，2018年10月就诊。

主诉：左侧口角歪斜、眼睑闭合不全半月余。

刻诊：患者诉半月前晨起发现口角歪斜，眼睑闭合不全就诊。急诊医师遂拟"面神经麻痹（左侧）"收入住院治疗，对症予盐酸氟桂利嗪胶囊止头痛，胞磷胆碱注射液改善脑循环，甲钴胺营养神经，中药配合针灸、康复治疗后，症状改善出院。出院后坚持针灸等康复治疗，现要求中药治疗，遂来求诊。症见口角歪斜，左眼闭合不全，左颠顶疼痛，痛引耳后，少许面部麻木感，舌暗红，苔白腻，脉细滑。查体：左侧鼻唇沟稍变浅，露齿，口角无歪斜，可完成鼓腮、吹哨动作，伸舌稍向右偏。诊断为面瘫，证属风痰上扰夹瘀。治疗上补气活血，祛风通络，方用黄芪桂枝五物汤加减，处方：黄芪45g，桂枝15g，白芍30g，当归15g，羌活15g，川芎15g，白芷15g，蜈蚣2条，淫羊藿15g，徐长卿15g，大枣15g，炙甘草5g。7剂，水煎服，每日1剂。

按：面瘫发病，其因有三。一曰风，此乃外来之风，《诸病源候论》说："风邪入于足阳明、手太阳之经，遇寒则筋急引颊，故使口㖞僻，言语不正，而目不能平视。"二曰痰，风痰上扰，阻滞经络。三曰虚，气血亏虚不能濡养经络。患者半月前急性起病，以口角歪斜、左眼闭合不全为主要表现，故病机辨为风寒束表。本次就诊时病情已有半月，患者为更年期女性，脏腑皆有亏虚，发病时为寒露，风寒之邪乘虚入络，与痰相结，阻滞经络，加之气血不足不能濡养，故见口眼㖞斜。黄培新教授认为，神经系统疑难杂症多与风痰有关，论治要重视风痰。面瘫多因风痰阻滞经络，肌肉不荣而致面肌抽动，因此治疗上选用祛风化痰的药物。另一方面，正气存内则邪不可干，应该兼用补益气血、扶护正气的药物。因此处方以祛风通络，补气活血为法。方中黄芪益气固表，桂枝温阳，疏散风邪，温通经脉，二者配伍，益气通经活血，主要针对气血亏虚、气滞血瘀、经络闭阻之症状；芍药酸甘敛阴，养血活血，柔筋止痉；蜈蚣搜风通络，祛风胜邪；羌活、白芷解表散寒，祛湿止痉；徐长卿祛风行气活血；淫羊藿补益肝肾，固本培元；当归、川芎活血化瘀通络，寓"治风先治血"之意。

二、面瘫案二

谢某，男，26岁，2020年4月初诊。

主诉：口角歪斜5天。

初诊：2014年4月10日晨起发现口角歪斜，左眼闭合不全，伴颈部不适，发病前无明显受凉，颈椎 X 线未见明显异常。查体：左侧额纹变浅，左眼闭合不全，露白 3mm，左鼻唇沟变浅，鼓腮左侧口角漏气，左乳突下方压痛，舌淡红，苔薄白，脉浮弦。诊断为面瘫，证属风邪袭络，治以益气活血，祛风通络。处方：黄芪 30g，桂枝 10g，白芍 20g，当归 10g，川芎 15g，白芷 15g，地龙 10g，细辛 3g，辛夷 15g，苍耳子 10g，羌活 15g，大枣 15g，炙甘草 5g。7 剂，水煎服，每日 1 剂。另予小柴胡颗粒，每次 1 袋，每日 3 次，口服；清热消炎宁胶囊，每次 2 粒，每日 3 次，口服；通天口服液，每次 1 支，每日 3 次，口服。

二诊：患者诉服药 7 剂后症状稍有好转。诊断、治法同前，处方：熟地黄 20g，川芎 15g，白芍 20g，当归 10g，白芷 15g，蜈蚣 2 条，细辛 3g，蔓荆子 20g，藁本 15g，辛夷 15g，苍耳子 15g，蒺藜 15g，大枣 15g，炙甘草 5g。7 剂，水煎服，每日 1 剂。另予血府逐瘀口服液，每次 1 支，每日 2 次，口服；玉屏风颗粒，每次 1 袋，每日 2 次，口服；小柴胡颗粒，每次 1 袋，每日 2 次，7 天，口服。

三诊：患者诉服药 7 剂后症状较前改善。诊断、治法同前，守前方继服 7 剂。

四诊：患者诉服药 7 剂后口角歪斜症状已消失。现症见恶风，手足凉。舌淡红，苔薄白，脉弦。诊断、治法同前，处方：黄芪 30g，桂枝 10g，白芍 20g，当归 10g，威灵仙 15g，龙齿 30g（先煎），牡蛎 30g，淫羊藿 15g，盐山茱萸 20g，浮小麦 30g，大枣 15g，炙甘草 5g。7 剂，水煎服，每日1剂。予中成药同前。

　　按：本案患者考虑为风邪袭络，面络不通，筋肉失养所致。面瘫为病多有气血不足、经络空虚之本，复有外邪侵袭而发病，治疗当以益气活血、祛风通络为法，方取黄芪桂枝五物汤加减。方中黄芪益气通脉，桂枝、芍药调和营卫，当归、川芎养血和营，白芷、细辛、辛夷、苍耳子、羌活祛风解表，地龙搜风通络，甘草、大枣调和诸药。配合中成药小柴胡颗粒解表散邪，清热消炎宁胶囊疏风透表，通天口服液活血化瘀，养血祛风。二诊时，患者口角歪斜症状稍有好转，治法改为养血和营，"治风先治血"，方取四物汤加减。方中熟地黄、川芎、白芍、当归养血活血，行血通滞；蜈蚣活血通经，搜风祛邪；细辛、蔓荆子、藁本、辛夷、苍耳子、蒺藜疏风散邪，宣达肌表，升发阳气，透邪外出；大枣、甘草调和诸药。三诊守前方，并配合中成药玉屏风颗粒、小柴胡颗粒益气固表，升举阳气，以荣面络。四诊时患者症状基本消失，唯余恶风、手足凉之症，考虑为营卫不和。治以调和营卫，益气活血，方取桂枝加龙骨牡蛎汤加减。方中桂枝、白芍调和营卫，黄芪、当归补益气血，龙齿、牡蛎固表敛汗，淫羊藿、盐山茱萸补益下焦肾元，浮小麦、大枣、炙甘草取甘麦大枣汤意，以宁心安神，浮小麦兼有敛汗固表之功。纵观本案，面瘫的治疗既要祛风散表，祛除外邪，更当重视益气活血，扶正通经。治疗过程中时时注意调理气血，除了祛风散风以外，更重视治血以治风，通过养血行血诸法达到血行风息的效果，气血充盛，经络通达，面瘫自除。

三、面瘫案三

霍某，男，44岁，2018年11月就诊。

主诉： 口角歪斜8天。

初诊： 患者8天前开始出现右耳周疼痛，闭眼无力伴口角歪斜，至当地医院住院治疗，经营养神经等对症治疗后症状缓解出院。现仍有口角歪斜，闭眼不全，言语不利，无右耳周疼痛，舌质红，苔黄，脉弦细。诊断为面瘫，证属风热犯表。治以解表散热，处方：柴胡15g，法半夏15g，黄芩15g，藁本15g，蔓荆子20g，防风15g，羌活15g，栀子10g，白芷15g，牡丹皮10g，川芎15g，大枣10g，炙甘草5g。7剂，水煎服，每日1剂。另予清热消炎宁胶囊，每次3粒，每日3次，口服；血府逐瘀口服液，每次1支，每日2次，口服；甲钴胺片，每次0.5mg，每日3次，口服。

二诊： 患者自诉服药7剂后病情较前好转，仍有闭眼不全，口角歪斜，言语不利。舌质红，苔黄，脉沉细。诊断、治法同前，处方如下：黄芪45g，白术30g，豆蔻10g，升麻10g，柴胡15g，当归15g，党参30g，羌活15g，蜈蚣2条，辛夷15g，苍耳子10g，大枣15g，炙甘草5g，淫羊藿15g。7剂，水煎服，每日1剂。另予玉屏风颗粒，每次1袋，每日3次，口服；养血清脑颗粒，每次1袋，每日3次，口服；甲钴胺片，每次0.5mg，每日3次，口服。

按： 患者口角歪斜，闭眼不全，舌质红，苔黄，脉弦细，四诊合参，考虑为风热犯表，邪客经络所致。故初诊时治疗以疏风散热为法，方取羌活胜湿汤加减。方中羌活、柴胡、藁本、蔓荆子、防风、白芷为祛风散表之品，以祛头面风邪，升发阳气，通达面络；黄芩、栀子、牡丹皮清泄火热，凉血透热；面瘫为病多有风痰阻滞，故以法半夏豁痰通经；川芎行血活血，治血息风；甘草、大枣调和诸药。再配合中成药清热消炎宁胶囊疏风散热，血府逐瘀口服液活血息风，甲钴胺片营养神经。二诊时患者病情好转，故重扶中固本，升发阳气，方取补中益气汤加减。方中黄芪、党参、白术、当归扶振中土，生化气血；升麻、柴胡升发阳气；羌活、辛夷、苍耳子祛风解表；蜈蚣搜风通络；淫羊藿补益正气；豆蔻芳香化湿；甘草、大枣调和诸药。配合中成药玉屏风颗粒益气固表，养血清脑颗粒调和头面气血。面瘫的病机既有正气不足、经络空虚之本，又有邪气侵袭、上犯面络之标，故治疗应重视扶正祛邪。本案依据"急则治其标，缓则治其本"的原则，初诊时以祛邪为主，法以疏风散热，解表祛邪；二诊时以扶正为主，法以补中益气，升举清阳，层次分明。临证时常需识此，则思路清晰，每可取效。

四、面瘫案四

敖某，女，55岁，2018年5月初诊。

主诉： 左眼闭合不全20余天。

初诊： 患者20余天前出现左耳后疼痛，外院诊断为带状疱疹，渐至左侧面神经麻痹。现症见左眼闭合不全，露睛约3mm，左侧额纹变浅，示齿不能，鼓腮漏气，口干，无口苦。舌暗，苔薄白，脉细。诊断为面瘫，证属风痰上扰夹瘀。治以祛风化痰，活血化瘀，处方：牡丹皮15g，栀子15g，生地黄20g，紫草15g，徐长卿15g，肿节风20g，羌活15g，川芎15g，白芷15g，蜂房10g，红花10g，大枣15g，炙甘草15g。7剂，水煎服，每日1剂。另予清热消炎宁胶囊，每次3粒，每日3次，口服；小柴胡颗粒，每次1袋，每日2次，口服；玉屏风颗粒，每次1袋，每日2次，口服。

二诊：患者诉服用7剂后症状稍有改善。诊断、治法同前，处方：黄芪45g，麸炒白术30g，砂仁10g（后下），升麻15g，柴胡15g，当归15g，党参30g，淫羊藿15g，徐长卿15g，肿节风20g，蜈蚣2条，大枣15g，炙甘草10g。7剂，水煎服，每日1剂。另予复方北芪口服液（广东省中医院院内制剂），每次1支，每日2次，口服；血府逐瘀口服液，每次1支，每日2次，口服。

三诊：病史同前，现患者左眼闭合情况较前好转，口角向右侧歪斜，仍有左侧耳后疼痛。舌暗，苔薄白，脉细。诊断、治法同前，处方：熟地黄20g，川芎15g，当归15g，白芍20g，黄芪45g，淫羊藿15g，白芷15g，辛夷15g，羌活15g，苍耳子10g。7剂，水煎服，每日1剂。

四诊：病史同前，现患者左眼闭合欠佳，口角稍向右侧歪斜，仍有左侧耳后疼痛。舌暗，苔薄白，脉细。诊断、治法同前，处方：黄芪45g，麸炒白术30g，砂仁10g（后下），升麻10g，柴胡10g，当归10g，党参30g，淫羊藿15g，羌活15g，细辛3g，苍耳子10g，辛夷15g，大枣15g，炙甘草10g。7剂，水煎服，每日1剂。另予养血清脑颗粒，每次1袋，每日2次，口服；小柴胡颗粒，每次1袋，每日2次，口服；玉屏风颗粒，每次1袋，每日2次，口服。

五诊：现症状较前好转，左眼仍闭合不全。舌暗，苔薄白，脉细。诊断、治法同前，处方：黄芪45g，赤芍15g，川芎15g，毛冬青30g，天麻15g，当归15g，地龙10g，龙骨30g（先煎），牡蛎30g（先煎），淫羊藿15g，细辛3g，羌活15g，豆蔻10g，大枣15g，炙甘草5g。7剂，水煎服，每日1剂。

六诊：现症状较前好转，左眼仍闭合不全。舌暗，苔薄白，脉细。诊断、治法同前，处方：黄芪45g，麸炒白术30g，砂仁5g（后下），升麻10g，柴胡10g，当归10g，党参30g，细辛3g，苍耳子10g，辛夷15g，淫羊藿15g，羌活15g，大枣15g，炙甘草10g。7剂，水煎服，每日1剂。另予盐酸左氧氟沙星滴眼液，每次1mL，每日3次，滴眼；血府逐瘀口服液，每次1支，每日2次，口服；复方北芪口服液（院内制剂），每次1支，每日2次，口服。

七诊：现症状较前好转，左眼仍闭合不全。病史同前，诊断、治法同前，处方：柴胡15g，白芍20g，枳壳15g，茯苓15g，白术15g，党参30g，香附10g，法半夏15g，薤白15g，浙贝母20g，川芎15g，大枣15g，炙甘草5g。7剂，水煎服，每日 1 剂。另予复方北芪口服液（院内制剂），每次 2 支，每日 2 次，口服；灯盏生脉胶囊，每次 1 粒，每日 2 次，口服；速效救心丸，每次 5 丸，必要时口服。

八诊：现患者左眼闭合、口角向右歪斜较前好转，左侧额纹较浅，左侧面部偶有牵扯感、浮肿，时有左侧耳后疼痛；心悸病史同前，时觉胸中气顶感。舌暗，苔薄白，脉细。诊断、治法同前，处方：黄芪 45g，麸炒白术 30g，防风 15g，羌活 15g，川芎 15g，白芷 15g，天麻 15g，当归 15g，豆蔻 10g，龙骨 30g（先煎），牡蛎 30g（先煎），大枣 10g，炙甘草 5g。7 剂，水煎服，每日 1 剂。另予灯盏生脉胶囊，每次 1 粒，每日 2 次，口服；胃炎清片，每次 4 片，每日 2 次，口服；奥美拉唑钠肠溶片，每次 10mg，每日 2 次，口服。

九诊：现患者左眼闭合、口角向右歪斜较前好转，仍有左侧额纹较浅，左侧面部偶有牵扯感、浮肿，时有左侧耳后疼痛。舌质暗淡，苔薄白，脉沉细。诊断、治法同前，处方：黄芪 45g，赤芍 15g，川芎 15g，毛冬青 30g，当归 15g，细辛 3g，苍耳子 10g，辛夷 15g，白芷 15g，羌活 15g，淫羊藿 15g，大枣 10g，肉桂 1.5g（焗服），炙甘草 5g。7 剂，水煎服，每日 1 剂。

按：面瘫病多有正气不足，外邪侵袭面络之病机。本案例中患者原为左耳后疼痛，后出现左眼闭合不全，兼有口干，舌暗，苔薄白，脉细，考虑为风痰上扰，侵袭面络，兼有瘀热内郁所致。故初诊时治以祛风散邪，凉血化瘀。

方中牡丹皮、栀子、生地黄、紫草清热凉血，活血散瘀，共祛血中郁热；羌活、白芷、徐长卿、肿节风祛风胜湿，散表祛邪；蜂房祛风止痛；川芎、红花行血活血；大枣、炙甘草调和诸药。该方重在祛风散邪，而多用血分药凉血、活血、行血，寓"治风先治血"之意，血分安和则风邪自息。再配合中成药玉屏风颗粒、小柴胡颗粒扶正固本，升发阳气，清热消炎宁胶囊清热凉血。二诊时，患者症状改善，故治疗重在扶护正气、固表升阳，方取补中益气汤加减。方中黄芪、党参、白术、当归扶振中阳，后天生化有源；升麻、柴胡升发阳气；徐长卿、肿节风祛风散邪；砂仁芳香醒脾；蜈蚣通络祛风；淫羊藿补益肾元，固护正气；甘草、大枣调和诸药，扶正祛邪。配合中成药复方北芪口服液（院内制剂）扶正固表，血府逐瘀口服液活血治风。三诊时，患者情况较前好转，治疗侧重养血和营，方取四物汤加减，方中熟地黄、当归、川芎、芍药养血活血，血行风自灭；黄芪、淫羊藿扶护正气；白芷、辛夷、羌活、苍耳子祛风散邪，诸药并用，攻补兼施。四诊至六诊治疗重视扶正固本，升发阳气以荣面络，故四诊与六诊俱以补中益气汤加减，加入羌活、辛夷、苍耳子等药物，既补中升阳，又驱散风邪。五诊重视扶正益气，活血通脉，取补阳还五汤加减。方中黄芪益气通脉，赤芍、川芎、毛冬青、当归活血行血，天麻、龙骨、牡蛎平抑肝风，地龙搜风通络，淫羊藿补益肾阳，细辛、羌活祛风散表，豆蔻化湿豁痰，大枣、甘草调和诸药。该方补益正气，通行血脉，祛风散邪。七诊时，考虑患者患病日久，气机不通，除补益气血、祛风散邪外，也应重视调理肝脾，通达气机，调整全身，故以疏肝健脾为治法，方取四逆散合四君子汤加减。方中柴胡、白芍、枳壳、香附、川芎疏肝行气，茯苓、党参、白术健脾扶中，法半夏、薤白、浙贝母宽中散结，大枣、甘草调和诸药。第八诊、第九诊时，患者病情基本稳定，治疗仍遵前法，第八诊以补中益气汤加减，第九诊以补阳还五汤加减，在补益气血、扶护正气的基础上祛风散邪。

本案看似有多次诊疗经过，过程繁复，但均有理可依。面瘫之病以外邪侵袭面络为标，以内伤正气亏损为本，整个治疗过程都紧紧围绕"扶正祛邪"和"治风先治血"两大思路进行。除运用羌活、苍耳、辛夷等祛风散邪药外，时刻重视扶护正气，以补中益气汤、四君子汤、补阳还五汤等培元固表；另一方面，风邪为病，治风更当治血，故以四物汤、补阳还五汤等活血、行血、养血，即"治风先治血，血行风自灭"。在此两大治法基础上随症加减，调理整体而取效。

五、面瘫案五

卢某，男，38岁，2018年5月初诊。

主诉：口角歪斜1个月余。

初诊：患者1个月余前因疲劳受冷风后右侧面瘫。现症见嘴角向左侧偏斜，右侧鼻唇沟变浅，右眼闭合尚可，右侧面部偶有肌肉跳动感。舌淡红，苔薄白，脉沉细。诊断为面瘫，证属风邪侵袭。治以祛风止痉，处方：黄芪30g，白术30g，砂仁10g（后下），升麻10g，柴胡10g，当归10g，党参30g，淫羊藿15g，蜈蚣2条，细辛3g，羌活15g，辛夷15g，苍耳子10g，大枣15g，炙甘草10g。7剂，水煎服，每日1剂。另予玉屏风颗粒，每次1袋，每日2次，口服；小柴胡颗粒，每次1袋，每日2次，口服；血府逐瘀口服液，每次1支，每日2次，口服。

二诊： 患者诉服用7剂后症状有所好转。病史同前，诊断、治法同前。前方去细辛、羌活、辛夷、苍耳子，加川芎15g，白芷15g，天麻15g以增活血化瘀、祛风散邪之效。另予复方北芪口服液（院内制剂），每次1支，每日2次，口服；血府逐瘀口服液，每次1支，每日2次，口服。

按： 面瘫，又称"口僻""口㖞"等，多因正气不足，卫外不固，脉络空虚，外邪乘虚而入，致使营卫不和，气血痹阻，面络失养。表现为口眼㖞斜、目闭不全、眼泪外溢、额纹消失、鼻唇沟变浅、口角流涎等。本案中，患者症见嘴角左偏，右侧鼻唇沟变浅，舌淡红，苔薄白，脉沉细，考虑为正气亏虚，风邪上袭，面络不和，故治以祛风散邪，扶正固表，方取补中益气汤加减。方中黄芪、党参、白术、当归扶振中阳，使脾胃充实，后天气血生化有源，一身正气充足；升麻、柴胡升发阳气，上荣头面，充养面络；羌活、辛夷、苍耳子、细辛祛风散邪，散寒通窍，祛除外邪；砂仁芳香化浊，醒脾健中；蜈蚣擅通络祛风；淫羊藿补益肾元，振奋元阳，固护正气；甘草、大枣调和诸药，扶正祛邪。并配合中成药玉屏风颗粒、小柴胡颗粒扶正固表，升发阳气；血府逐瘀口服液活血行血，寓"治风先治血"之意。二诊时患者症状改善，考虑外邪渐散，故去细辛、羌活、辛夷、苍耳子，而加川芎、白芷、天麻，调理气血，平抑肝风。再予中成药复方北芪口服液（院内制剂），扶中益气。本例面瘫案虽有外邪侵袭之病机，但总由正气亏虚之内因导致，因此治疗须时时注重扶护正气，以补中益气汤、玉屏风散等药物扶正固表，正气充足，则邪不可干。

第五节　面痛病案

一、面痛案一

史某，女，44 岁，2015 年 6 月就诊。

主诉： 左侧脸颊疼痛 8 年。

初诊： 患者 8 年前无明显诱因出现左侧脸颊疼痛麻木，呈发作性的闪电样、刀割样剧烈疼痛，以左侧口周、下颌部为主，每因进食、说话等诱发，发作时伴有左眼流泪、唾液分泌增多等，持续十几秒至几分钟不等，以毛巾捂住疼痛处可稍缓解。就诊于当地医院，行颅脑 CT 检查未见明显异常，诊断为"三叉神经痛"，予止痛、营养神经等对症处理，配合中药口服，症状未见明显缓解。后患者间断于当地社区医院就诊，均以对症处理，症状稍缓解。后就诊于牙科，考虑为智牙生长不正引发疼痛，予拔除智牙后，症状无明显改善。患者为求进一步诊治来诊。就诊时症见神清，精神疲倦，表情较呆板，情绪低落，症状同前，无肌肉抽搐、皮肤发红等不适，口干口苦，纳寐一般，二便调，舌红，苔薄黄，脉弦滑。诊断为面痛，证属肝火上扰，治以清热泻火，祛风通络止痛。处方：水牛角 30g（先煎），生石膏 30g（先煎），生地黄 20g，白芷 15g，蜂房 10g，黄连 5g，肉桂 1.5g（焗服），细辛 3g，徐长卿 15g，肿节风 20g，当归 10g，怀牛膝 15g。7 剂，水煎服，每日 1 剂。另予七叶神安片，每次 1 片，每日 3 次，口服；益脑安胶囊（院内制剂），每次 2 片，每日 3 次，口服；新癀片，每次 2 片，每日 3 次，口服。

二诊： 患者诉服用前 3 剂中药后脸颊部疼痛麻木好转，但从第 4 剂开始，症状又加重。查口腔见上颚、下牙龈多处黏膜溃疡，口干口苦，纳寐改善，二便调，舌红，苔薄黄，脉弦滑。处方：牡丹皮 10g，栀子 10g，生地黄 20g，白芷 15g，黄柏 10g，知母 15g，泽泻 15g，山茱萸 20g，醋龟甲 20g（先煎），细辛 3g，怀牛膝 15g。7 剂，水煎服，每日 1 剂。另予金喉健喷雾剂，每次 1mL，每日 3 次，喷喉；新癀片，每次 2 片，每日 3 次，口服。

三诊： 左侧脸颊部基本无疼痛，麻木情况较前缓解，口干，无口苦，纳可，寐稍欠佳，二便调，舌红，苔白，脉弦。在二诊方中加全蝎 5g，再服 7 剂。另予羚羊角滴丸，每次 10 丸，每日 2 次，口服；益脑安胶囊（院内制剂），每次 2 片，每日 3 次，口服；七叶神安片，每次 1 片，每日 3 次，口服。

四诊： 左侧脸颊部无疼痛，麻木部位缩小至下颚局部，无口干、口苦，纳寐可，二便调，舌淡红，苔薄白，脉弦。处方：茯苓 15g，白术 15g，党参 15g，天麻 15g，龙骨 30g（先煎），牡蛎 30g（先煎），全蝎 5g，白芷 15g，细辛 3g，砂仁 5g，肉苁蓉 15g，大枣 15g，炙甘草 5。7 剂，水煎服，每日 1 剂。另予羚羊角滴丸，每次 10 丸，每日 2 次，口服；益脑安胶囊（院内制剂），每次 2 片，每日 3 次，口服；七叶神安片，每次 1 片，每日 3 次，口服。

嘱患者服药后无特殊情况，可继续服用 1~2 个月巩固疗效。羚羊角滴丸不可长期服用，如症状反复，伴有口干口苦时，可服用。

按： 三叉神经痛是神经系统难治顽疾，中医药治疗三叉神经痛有一定的优势。三叉神经痛中医属于"偏头风"范畴，本病病因初起以风邪、风火多见，病久则多兼痰、兼虚、兼瘀。《证治准绳》曰"面痛皆属火"，"暴痛多实"。

黄培新教授认为，本例患者虽有 8 年病史，但是临证大部分为实证。疼痛剧烈如刀割、口干口苦、舌红苔黄，均为肝胆中焦郁热，风火上炎头面之象，虽有精神疲倦等气虚表现，但是辨证仍以实证为主，治疗以清热泻火、祛风通络止痛为主。初诊方中，水牛角、生地黄清肝凉血散火；生石膏、黄连清热泻火，除烦止渴；白芷、蜂房、细辛、徐长卿、肿节风祛风胜湿止痛；当归、怀牛膝通络止痛，怀牛膝与肉桂有引火下行之功，肉桂与黄连合成交泰丸，能交通心肾助眠。加用中成药七叶神安片益气安神，益脑安胶囊（院内制剂）搜风通络止痛，新癀片活血止痛。二诊时，患者因口腔黏膜溃烂疼痛加重，考虑为郁热上攻口腔发为溃烂，故改以清郁热兼养阴收敛为法。以牡丹皮、栀子、生地黄清热凉血散郁热，取丹栀逍遥散之意；黄柏、知母滋阴清热，取知柏地黄丸之意；龟甲、山茱萸养阴收敛；泽泻引火从小便而出；白芷、细辛、牛膝，祛风活血通络。配合金喉健喷雾剂外用、新癀片口服清热解毒。三诊时，疼痛基本缓解，仍有麻木，原方加用全蝎，增强搜风通络之功；患者热象减退，故中成药去新癀片，以七叶神安片益气安神、改善睡眠。四诊时，面颊部麻木疼痛基本缓解，热象消退，治疗以补益脾肾之品扶正祛邪，故以四君子汤为底，加肉苁蓉、大枣以补脾益肾，保留白芷、细辛、全蝎，加天麻、龙骨、牡蛎以增强平肝息风之功，砂仁理气化湿。并嘱续服中成药以收功。

　　针对本病例的诊治，应抓住风邪致病的主要病机，治疗以祛风通络止痛之品细辛、白芷贯穿始终，然后根据各个时期的证型变化，辨证使用药物。秉承实则清泻、虚则补益的原则，后期临床症状缓解，应转为补益为主，祛邪为辅收功。另外，中成药的应用不可忽视，根据该患者不同时期的证型变化，辨证辅以新癀片清热活血止痛，益脑安胶囊（院内制剂）祛风化痰通络，羚羊角滴丸平肝息风，七叶神安片益气安神，与汤剂相辅相成，共同取得良好效果。

二、面痛案二

郭某，女，78 岁，2018 年 3 月就诊。

主诉：右侧面颊反复疼痛 10 余年。

初诊：患者诉 10 余年前出现右侧面颊反复疼痛，于外院诊断为三叉神经痛，经手术治疗 1 年后疼痛再发。现患者疼痛加重，表现为阵发性闪电样疼痛、静息痛，进食、刷牙、摩擦疼痛明显，口服卡马西平片后嘴角流血，已停药，自述为脑动脉瘤栓塞术后，现求中医诊治。舌体淡红，苔薄黄，脉滑。诊断为面痛，证属阴虚火炽，治以育阴泻火。处方：熟地黄 15g，生地黄 15g，石膏 30g（先煎），黄柏 10g，知母 15g，蜂房 10g，白芷 15g，天麻 10g，当归 10g，全蝎 5g，肿节风 20g，徐长卿 15g，延胡索 15g，牛膝 15g。7 剂，水煎服，每日 1 剂。羚羊角口服液，每次 5mL，每日 3 次，7 天，口服；益脑安胶囊（院内制剂），每次 2 粒，每日 3 次，7 天，口服；新癀片，每次 2 片，每日 3 次，7 天，口服。

二诊：患者诉服完 7 剂药后，仍有反复牙痛，疼痛程度较前改善，表现为阵发性闪电样疼痛，静息痛，进食、刷牙、摩擦时疼痛明显，舌暗红，苔薄黄，脉滑。辨证为肝肾阴虚伴血瘀，治以补血滋阴，行气活血。中药处方于前方基础上加入川芎 15g，细辛 3g，白芍 20g。7 剂，水煎服，每日 1 剂。新癀片，每次 2 片，每日 3 次，7 天，口服。

按：《素问·至真要大论》曰："诸病胕肿，疼酸惊骇，皆属于火。"临床上出现疼痛剧烈、惊骇不安，多考虑火热病机。本案患者于外院诊断为三叉神经痛，并行脑动脉瘤栓塞术，刻诊时右侧面颊疼痛，为阵发性闪电样疼痛，舌淡红苔薄黄，脉滑，四诊合参，考虑为阴虚火炽，火热上炎致面痛。此外，本病有突发、阵发性发作的特点，与风邪易动的特点相似，故还应考虑夹杂风邪为患。治疗以泻火育阴为法，兼以养血祛风，方用玉女煎加减。方中熟地黄滋阴泻火，以补肾水之不足；生地黄清热凉血，主清血分邪热；石膏清热泻火，主清气分邪热；知母苦寒质润，滋清兼备，既能清热止痛，又可滋养肾阴；黄柏清热泻火，与知母合用共泄下元虚热；牛膝导热下行；蜂房祛风止痛；白芷祛风散邪；天麻平肝息风；当归、全蝎养血活血，祛风止痛；徐长卿、肿节风祛风通络，活血止痛；延胡索活血行血，为止痛要药。配合益脑安胶囊（院内制剂）养血息风，羚羊角口服液平肝息风，新癀片清热活血止痛。二诊时症状大致同前，疼痛程度较前改善，于原方基础上加入川芎活血行血，细辛通窍止痛，白芍缓急止痛。

三、面痛案三

杨某，女，58 岁，2014 年 11 月就诊。

主诉：反复发作右侧面部疼痛 15 年。

初诊：患者诉反复发作右侧面部疼痛 15 年，突发突止，伴有牵拉感，进食、洗脸、说话时出现，伴右侧牙龈疼痛，无口干口苦，二便调，舌体暗红，苔黄，脉弦细。诊断为面痛，证属气血瘀阻，治以活血通络，祛风止痛。中药处方：川芎 15g，当归 15g，白芍 20g，熟地黄 20g，天麻 15g，全蝎 10g，龙齿 30g（先煎），牡蛎 30g（先煎），徐长卿 15g, 肿节风 20g, 细辛 3g, 白芷 15g, 大枣 15g, 炙甘草 5g。7 剂, 水煎服, 每日 1 剂。另予七叶神安片每次 1 片, 每日 2 次, 口服; 益脑安胶囊 (院内制剂), 每次 2 粒, 每日 3 次, 口服; 新癀片, 每次 2 片, 每日 3 次, 口服。

二诊: 患者诉服完 7 剂后, 面部疼痛症状较前缓解, 寐差, 二便调, 舌暗红, 苔黄, 脉弦细。治以凉血化瘀, 通络止痛。中药汤剂处方: 牡丹皮 10g, 栀子 10g, 生地黄 20g, 醋龟甲 20g (先煎), 龙齿 30g (先煎), 白芍 20g, 蜂房 10g, 白芷 15g, 细辛 3g, 延胡索 15g, 徐长卿 15g, 肿节风 20g, 牛膝 15g。7 剂, 水煎服, 每日 1 剂。中成药处方同前。

按: 患者反复面痛 15 年, 时发时止, 舌暗红, 苔黄, 脉弦细, 考虑为气血瘀阻、气滞血瘀兼有郁热所致, 属于"不通则痛", 故治疗以活血化瘀、通络止痛为法。初诊时方取四物汤加减, 川芎、当归、白芍、熟地黄养血和营, 行血活血; 全蝎搜风通经, 活血祛风; 天麻平肝息风; 龙骨、牡蛎重镇平肝; 徐长卿、肿节风祛风通络, 活血止痛; 白芷祛风散邪; 细辛通窍止痛; 大枣、炙甘草调和诸药。诸药共奏活血散瘀、通络止痛之功。配合益脑安胶囊 (院内制剂) 养血息风, 羚羊角口服液平肝息风, 新癀片清热活血止痛。二诊时, 疼痛较前改善, 兼有寐差、舌暗红、苔黄、脉弦细的表现, 考虑为内有郁热未除, 故治以清泄郁热, 凉血化瘀。方中牡丹皮、栀子清热泻火, 生地黄凉血散瘀，醋龟甲平潜肝阳，龙齿重镇平肝，白芍缓急止痛，徐长卿、肿节风祛风通络、活血止痛，蜂房祛风止痛，延胡索活血止痛，白芷祛风散邪，牛膝导热下行。纵观本医案，治疗分步进行，先活血化瘀以行经络痹阻，再清泄郁热以凉血解郁，重视活血祛风之治法。

第六节　不寐病案

一、不寐案一

谭某，女，43 岁，2018 年 10 月就诊。

主诉： 入睡困难 9 个月。

刻诊： 患者自述 9 个月前因煤气中毒晕倒在浴室，当时无意识，曾到当地医院就诊（具体不详），症状好转出院。后出现入睡困难，精神差，情绪低落，不能集中注意力，记忆力下降，四肢乏力，曾在外院诊断为一氧化碳中毒性脑病、垂体微腺瘤、帕金森综合征。现症见入睡困难，每晚睡 2~3 小时，醒后难以入睡，精神差，情绪低落，注意力不集中，记忆力下降，四肢乏力，食欲下降，偶有胸闷，心悸，舌质暗红，少苔，脉沉细。诊为不寐，证属肝胃不和。治以疏肝解郁，健脾和胃，通阳散结。中医处方：柴胡 15g，白芍 20g，枳壳 15g，肉桂 1.5g，茯苓 15g，白术 15g，党参 30g，法半夏 15g，薤白 15g，炙甘草 5g，麦冬 10g，浮小麦 30g，大枣 15g。7 剂，水煎服，每日 1 剂。中成药予羚羊角口服液，每次 5mL，每日 2 次，口服；益脑安胶囊（院内制剂），每次 2 粒，每日 3 次，口服；振源胶囊，每次1粒，每日3次，口服。西药予丙戊酸钠缓释片和阿普唑仑片。

按：患者为中年女性，以入睡困难，每晚只能睡2~3小时，醒后难以入睡为主症，兼见精神差，注意力不集中，记忆力下降，四肢乏力，食欲下降等症，辨病属中医的"不寐"。《灵枢》指出："卫气不得入于阴，常留于阳，留于阳则阳气满，阳气满则阳跷盛，不得入于阴则阴气虚，故目不瞑矣。"阳盛于外，阴虚于内，阳不能入于阴，故不寐。患者有一氧化碳中毒性脑病、垂体微腺瘤、帕金森综合征等病史，长期服用抗焦虑抑郁、抗癫痫、镇静安眠等药治疗，本是对原病治疗，但由于药物过于抑制，导致患者情绪低落、失眠等症状加重，因此必须要先减少抑制药物的使用。从症状来看，患者思虑劳倦，耗伤心神，同时心阳不振，出现神不守舍、胸闷心悸；平素情绪低落，肝郁脾失健运，导致四肢乏力，食欲下降；长时间睡眠不足，耗气伤阴，阴不制阳，导致虚火上犯，水火不济，则虚火扰神，神魂不安，进一步加重睡眠障碍。由此可见，患者的不寐与心、肝、脾、肾都有密切关系。因此治疗上以补虚泻实、调整阴阳为原则，调整心、肝、脾、肾功能，辅以安神之品。方用柴胡疏肝汤合四君子汤及甘麦大枣汤加减。方中柴胡疏肝解郁，白芍柔肝缓急，枳壳疏肝理气，党参、白术、茯苓健脾益气，半夏、薤白理气宽胸、通阳散结，麦冬养心止汗、滋阴降火，浮小麦益气解热除烦，大枣和胃。

二、不寐案二

闫某，男，57 岁，2018 年 11 月就诊。

主诉：入睡困难 2 个月余。

刻诊：患者诉 2 个月前无明显诱因出现入睡困难，眠浅易醒，多梦，服用阿普唑仑半片后症状稍好转，但白天精神易疲倦，晨起恶风，恶寒，遇风后便溏，腰痛，口干，情绪焦虑，纳可，大便每日 2~3 次，舌淡红，苔白腻。诊为不寐，证属肝郁脾虚证，治以疏肝解郁，健脾补肾。处方：茯苓 15g，白术 15g，党参 30g，法半夏 15g，石菖蒲 15g，天麻 15g，麦冬 10g，肉桂 1.5g（焗服），煅龙骨 30g（先煎），煅牡蛎 30g（先煎），山茱萸 30g，豆蔻 10g，大枣 15g，甘草 5g。7 剂，水煎服，每日 1 剂。

按：不寐之症临床多见，《素问·阴阳应象大论》指出："阴在内，阳之守也；阳在外，阴之使也。"卫阳通过阳蹻脉、阴蹻脉而昼行于阳，夜行于阴，但是心脾两虚，生化之源不足，以及肝火扰神，则心神不安，心血不静，阴阳失调，营卫失和，阳不入阴，出现不寐。该患者焦躁易怒，情绪不稳，肝火旺盛扰神，故不能寐；且患者脾胃虚弱，气血生化不足，故出现白天精神易疲倦；同时脾肾阳虚，出现恶寒，恶风，便溏。治宜疏肝解郁，健脾养心。方以茯苓、白术、党参健脾益气，石菖蒲开窍醒神，天麻镇肝息风，龙骨、牡蛎镇肝潜阳，麦冬、山茱萸滋肾阴，肉桂引火归原，大枣、甘草调和诸药。

三、不寐案三

雷某，男，42 岁，2018 年 11 月就诊。

主诉： 反复入睡困难半年余。

初诊： 患者诉半年前反复出现入睡困难，易醒，醒后难以入睡，白天精神差，乏力，不能集中注意力，健忘。曾到某院诊为"抑郁焦虑障碍"，经抗焦虑、镇静药治疗后，诸症稍有缓解。但停药后失眠症状反复，夜晚仅睡 2~3 小时，醒后难以入睡，恶寒，遂求中医诊治。舌体暗，苔白腻，舌边尖红，脉沉细。诊为不寐，证属肝郁脾虚，治以健脾疏肝。处方：柴胡 15g，白芍 20g，枳壳 15g，茯苓 15g，白术 16g，党参 30g，牡丹皮 10g，栀子 10g，麦冬 10g，肉桂 3g（焗服），浮小麦 30g，大枣 15g，炙甘草 5g。7 剂，水煎服，每日 1 剂。

二诊： 患者诉服完 7 剂后，失眠症状有所好转，夜晚能睡 4~5 小时，但醒后仍不能入睡，白天精神差，乏力，注意力不集中，偶有头晕耳鸣，恶寒，舌暗，舌边尖红，苔白腻，脉沉细。治以健脾补肾，处方：茯苓 15g，白术 16g，党参 30g，法半夏 15g，石菖蒲 15g，天麻 10g，肉桂 3g，盐山茱萸 20g，淫羊藿 15g，浮小麦 30g，麦冬 10g，大枣 10g，炙甘草 5g。7 剂，水煎服，每日 1 剂。

三诊： 患者诉服完 7 剂后，失眠症状缓解不明显，偶有头痛，视物模糊，舌红，苔白腻，脉沉细。提示肝胆郁热未清，予清肝热，镇肝潜阳。处方：牡丹皮 10g，栀子

10g，柴胡 10g，生地黄 20g，麦冬 15g，煅龙骨 30g（先煎），煅牡蛎 30g（先煎），肉桂 1.5g（焗服），白芍 15g，玉竹 15g，羌活 15g，白芷 15g，大枣 10g，炙甘草 5g。7 剂，水煎服，每日 1 剂。

按：患者中年男性，反复入睡困难，易醒，醒后难以入睡，白天精神差，乏力，注意力不能集中，健忘，辨病属不寐。中医认为，不寐是因为阳不入阴。当人体阴平阳秘，脏腑调和，气血充足，心神安定，阳能入阴，才能正常睡眠。患者饮食不节，脾失健运，气血生化不足，心脾两虚，心神失养，故见入睡困难、易醒、精神不振、四肢乏力；脾胃虚弱，中阳不振，运化无权，故见便溏；脾失运化，水液失于布散而生湿酿痰，故见苔白腻；患者肾阳亏虚，温煦失职，气化失权，故见四肢畏寒；患者脾肾亏虚，清窍失养，故见头晕，脉沉细，亦属虚寒脉象。总的来说以阳虚、气虚为主，病位在脾肾，治当健脾补肾，补阳益气，用右归丸、理中丸治之。但患者初诊时舌边尖红，说明体内有热，若立即予补阳之剂治之，必当留热于体内，应先泄热再补阳。患者失眠病程较长，易耗气伤阴，阴虚不能制阳，水不济火，则心阳独亢，虚火扰神，故反复失眠；且患者肝气郁结，肝气犯胃，见情绪焦虑、食欲不振。因此，以健脾疏肝，兼以滋阴为法，予柴胡疏肝散合四君子汤加减治疗。服药后，患者失眠症状有所改善，二诊时治以健脾补肾，用四君子汤为基础加以山茱萸、淫羊藿、肉桂等补肾阳，麦冬滋肾阴。服药后，患者失眠症状未见改善，同时出现头痛、视物模糊、舌红苔白腻，考虑前方偏温补，患者肝胆仍有郁热，治以清肝泄热，镇肝潜阳。予丹栀逍遥丸加生地黄、麦冬滋阴，煅龙骨、煅牡蛎镇肝潜阳，肉桂引火归原，白芍、玉竹舒缓筋脉，羌活、白芷胜湿止痛，大枣甘草和中。

四、不寐案四

梁某，女，21岁，2018年8月就诊。

主诉： 入睡困难1个月余。

刻诊： 患者诉1个月前出现明显入睡困难，辗转反侧，寐后不易醒，白天不觉乏力，平素习惯熬夜，时有头痛，无口干口苦，纳可，二便调，舌淡，苔微黄，脉滑。诊为不寐，证属阴虚火旺，治以滋阴清热，柔肝养心。处方：牡丹皮10g，栀子10g，柴胡10g，生地黄20g，醋龟甲20g（先煎），醋香附10g，酸枣仁20g，白芍20g，浮小麦30g，大枣15g，炙甘草5g，黄连10g，肉桂1.5g（焗服）。7剂，水煎服，每日1剂。

按： 不寐的病因可追溯到《黄帝内经》，称营卫失度、阴阳失调是失眠的总病机；《类证治裁》中提到"不寐者，病在阳不交阴也"，认为阳盛阴伤、阴阳不交致不寐；《诸病源候论》"阴气虚，卫气独行于阳，不入于阴，故不得眠"也表达了类似观点。中医认为不寐病因一为阴虚不能纳阳，一为阳盛不得入于阴；其病位主要在心，与肝、脾、肾密切相关。本案患者为年轻女性，平素熬夜，耗伤阴液，日久阴虚火旺，不能纳阳而不寐。舌淡，苔微黄，脉滑皆为阴虚火旺之征象。后世医家许叔微认为："平人肝不受邪，故卧则魂归于肝，神静而得寐。今肝有邪，魂不得归，是以卧则魂扬若离体也。"开创了失眠从肝论治的先河。吴月培认为不寐与肝联系密切，用药注意养阴和营，补肝体而助肝用，畅气机而助疏泄，防滋补太过而抑肝热，有助于治疗不寐。黄培新教授治以滋阴清热，柔肝养心，选丹栀逍遥散和交泰丸加减。方中牡丹皮、栀子清泄虚火燥热，柴胡、生地黄、白芍养阴柔肝，香附疏泄肝气，酸枣仁宁神，醋龟甲滋阴，浮小麦、大枣、炙甘草养心润燥，黄连、肉桂引火归原，使阴阳相交。

五、不寐案五

梁某，男，52 岁，2018 年 8 月就诊。

主诉：入睡困难 10 余年。

刻诊：患者诉 10 余年前出现入睡困难，寐而不酣，寐后易醒，醒后不能再寐，多梦，白天疲倦乏力，难以集中注意力，近期记忆力下降，口淡，食欲不振，平素易腹泻，舌淡，苔白腻，脉弦细。诊为不寐，证属脾肾两虚，治以健脾益气，温阳补肾。处方：茯苓 15g，麸炒白术 30g，党参 30g，法半夏 15g，石菖蒲 15g，淫羊藿 15g，盐山茱萸 30g，益智仁 15g，肉桂 3g（焗服），藿香 10g，浮小麦 30g，大枣 15g，炙甘草 5g，天麻 10g。7 剂，水煎服，每日 1 剂。

按：不寐的主要病位在心。血由水谷精微所化，上奉于心，则心得所养；受藏于肝，则肝体柔和；统摄于脾，则生化不息；调节有度，化而为精，内藏于肾，肾精上承于心，心气下交于肾，阴精内守，卫阳护于外，阴阳协调，则神志安宁。《素问》言"胃不和则卧不安"，指出脾胃不和与不寐相关；后世医家李东垣在《脾胃论·脾胃盛衰论》中提到"百病皆由脾胃衰而生也"；脾在志为思，《景岳全书》指出"劳倦思虑太过者，必致血液耗亡，神魂无主，所以不眠"。故认为应当强调"从脾胃论治"，采用健脾和胃、养血安神法来治疗。该患者白天疲倦乏力，口淡，食欲不振，平素易腹泻等皆为脾胃虚寒之征；脾胃气血运化不足，营血亏虚，心神失养，故见不寐；日久及肾，肾阳不足，肾精亏虚，不能濡养脑窍，故见记忆力下降。日久痰湿内生，虚实夹杂，治以健脾益气、温阳补肾为主，辅以化痰、止泻，方选四君子汤加减治之。四君子汤为补气首方，茯苓、麸炒白术、党参、炙甘草最能补气；石菖蒲、天麻化痰，祛湿，开窍；淫羊藿、益智仁补肾壮阳，止泻；盐山茱萸，阴中求阳；肉桂能够鼓舞阳气，故加大量；藿香醒脾健胃；合甘麦大枣汤养心，疏肝理气。

六、不寐案六

河某，男，32 岁，2018 年 11 月就诊。

主诉：梦多眠浅 20 年余。

刻诊：患者诉 20 年前无明显诱因出现眠浅，睡时多梦，白天疲惫乏力，注意力不能集中，偶有头晕，双眼畏光，口干，口苦，口淡，纳可，二便调。未予系统治疗，先求中医诊疗遂来诊。舌质淡暗，胖大，苔薄白，脉弦。诊为不寐，证属肝郁脾虚，治以疏肝理气，补脾。处方：牡丹皮 10g，栀子 10g，柴胡 10g，生地黄 20g，麦冬 10g，煅龙骨 30g（先煎），煅牡蛎 30g（先煎），肉桂 1.5g（焗服），白芍 20g，玉竹 20g，浮小麦 30g，大枣 10g，炙甘草 5g。7 剂，水煎服，每日 1 剂。

按： 不寐是以阳不入阴，阳盛于外，阴虚于内为病机。病位主要在心，与肝、脾、肾、胃、胆相关。心烦、口苦、头晕，为肝郁化火；心烦心悸、头晕健忘而不寐，多为阴虚火旺，心肾不交；面色少华、肢倦神疲而不寐，多为脾虚不寐。该例患者因肝郁化火，上扰心神，故见眠浅易醒，烦躁，口苦；肝郁化火，肝阳上亢，故见头晕；脾肾亏虚，生化不能，气血生化无源，故四肢乏力，注意力不能集中。舌质淡暗，胖大，苔薄白，脉弦，为肝郁脾虚之象。治疗以丹栀逍遥散合柴胡龙骨牡蛎汤、甘麦大枣汤加减。方中牡丹皮和栀子清肝火，柴胡疏肝理气，生地黄清虚热，龙骨、牡蛎重镇安神，麦冬、肉桂滋阴补肾，引火归原，白芍、玉竹柔肝滋阴润燥，浮小麦益气收敛，大枣、甘草调和诸药。

七、不寐案七

路某，女，46 岁，2018 年 11 月就诊。

主诉： 入睡困难 8 个月余，头痛头胀 1 个月。

刻诊：患者诉 8 个月前无明显诱因出现入睡困难，多梦，白天疲惫乏力，脾气暴躁，曾到外院治疗，查头颅MRI 未见异常，具体服药不详，但症状未见缓解。1 月前无诱因出现头胀痛，以枕后部为主，下午痛甚，晨起缓解，二便尚可，为求中医治疗来诊。舌质暗，苔白，脉细滑。诊为不寐，证属肝郁脾虚，治以疏肝理气，补脾肾。处方：牡丹皮 10g，栀子 10g，柴胡 10g，生地黄 20g，麦冬 10g，煅龙骨 30g（先煎），煅牡蛎 30g（先煎），肉桂 1.5g（焗服），白芍 20g，玉竹 20g，浮小麦 30g，葛根 30g，郁金15g，白芷 15g，大枣 10g，炙甘草 5g。7 剂，水煎服，每日1 剂。

按：不寐以阳不入阴、阳盛于外、阴虚于内为病机，临床分虚实。虚证多因脾失健运，气血生化不足，心脾两虚，心神失养而致多梦易醒，心悸健忘；或因肾阴不足，心肾不交，虚热扰神，则不寐多梦，易于惊醒。总因心脾肝肾功能失调，心失所养所致。病程长，起病缓慢。实证多因郁怒伤肝，气郁化火，上扰心神，则急躁易怒，不寐多梦；或因宿食停滞，痰湿化热，痰热上扰，则不寐头痛，痰多胸闷。总因火邪扰心、心神不安所致，病程短，起病急。该例患者平素脾气暴躁，肝郁久化火，上扰心神，故见寐差；肝郁化火，肝阳上亢，故见头晕头痛；脾肾亏虚，生化不能，气血生化无源，故四肢乏力。舌暗，苔白，脉细滑，为肝郁脾虚之象。治疗予丹栀逍遥散合并柴胡龙骨牡蛎汤、甘麦大枣汤加减。方中牡丹皮、栀子清肝火，柴胡、郁金疏肝理气，生地黄清虚热，龙骨牡蛎重镇安神，麦冬、肉桂滋阴补肾，引火归原，白芷、葛根缓急止痛，浮小麦益气收敛，大枣、甘草调和诸药。

八、不寐案八

唐某，女，30 岁，2015 年 6 月就诊。

主诉： 入睡困难 1 年余。

刻诊： 患者 1 年前因工作压力大出现入睡困难，多梦，易醒，醒后不易入睡，每晚睡眠 3~4 小时，伴精神萎靡，乏力，口干口苦，胸闷心悸，上肢偶有颤动，食欲一般，二便调，舌暗淡，苔薄白，脉沉细。诊为不寐，证属脾肾亏虚、虚火上扰，治以健脾补肾，重镇安神。处方：茯苓 15g，白术 15g，党参 30g，法半夏 15g，石菖蒲 15g，天麻 15g，山茱萸 20g，酸枣仁 30g，龙齿 30g（先煎），黄连 10g，肉桂 1.5g（焗服），大枣 15g，浮小麦 30g，炙甘草 5g。7 剂，水煎服，每日 1 剂。

患者服药后睡眠改善，每晚睡眠超过 6 小时，诸症减轻，守方继续服用 7 剂。

按： 黄培新教授认为，入寐困难不论虚证实证，多有火热病机，肝郁化火、心火炽盛、阴虚火旺等为常见证型。该患者有口干、口苦，正是阴虚火旺、虚火上炎的表现。而多梦易醒，或时寐时醒，或早醒等，多是正气亏虚的表现，可为气虚，血虚，气血两虚，阴虚及阳虚等。不论是气、阳的不足还是血、阴的亏虚，均可导致血不养心，心神不宁，卫气不能潜藏，营卫不调，寤寐失司。患者症见神疲乏力、胃纳不佳、舌淡脉沉等正是脾肾亏虚，气血不荣的表现。另一方面，患者为 30 岁的女性，因工作压力大而出现睡眠障碍，考虑到女子性格易多思而忧虑，气机郁结，精神心理因素也极易影响睡眠。此外，患者还伴有胸闷心悸和上肢颤动，黄培新教授认为胸闷心悸是气机阻滞的表现，而上肢颤动多因虚火内炽，火动生风。

根据病机分析，本病的主要病机为脾肾亏虚、虚火上扰。脾胃为营卫气血生化之源，土旺则五脏六腑得以濡养，脾胃为后天之本，肾为先天之本，二者相互滋生，故脾肾虚损之证常并见。治疗当脾肾同治，重以健脾。以茯苓、白术、党参等药扶中益气；山茱萸补益肝肾，滋养阴血；石菖蒲有和胃化湿，开窍安神之功；半夏降逆化痰，治疗痰浊内阻，气机上逆胸闷心悸；天麻平肝通络，潜阳息风，能开窍安神，治疗上肢颤动，并与半夏、石菖蒲共行祛痰开窍之力；黄连、肉桂合用，取交泰丸之意，交通心肾，潜降虚火，以免虚火上扰；甘草、浮小麦、大枣合为甘麦大枣汤，疏肝解郁，安神宁心，再入龙齿重镇安神。诸药合用，共奏健脾补肾，宁心安神之功。

九、不寐案九

黄某，男，42 岁，2015 年 3 月就诊。

主诉： 入睡困难 1 年余。

初诊： 患者平素工作压力大，常熬夜，1 年前开始出现入睡困难，易醒，醒后难以再次入睡，曾多次于外院门诊就诊，效不佳，需阿普唑仑助眠，为求进一步中医治疗前来就诊。刻诊时神清，精神疲倦，自觉周身乏力，头昏、头痛、口干欲饮，面红，纳可，寐差，入睡困难，易醒，醒后难以再次入睡，多梦，大便干，小便调，舌红苔白干厚脉弦。诊为不寐，证属肝阳上亢，治以平潜肝阳，宁心安神。处方：天麻15g，钩藤15g，白芍20g，生地黄20g，醋龟甲20g（先煎），豨莶草15g，石决明30g（先煎），菊花20g，茵陈15g，杜仲15g，砂仁5g（后下），牛膝15g，白茅根15g。7剂，水煎服，每日1剂。

二诊：服药后睡眠改善，夜尿频数，大便溏泄，头晕头胀，神疲乏力，口干口苦。舌边尖红，苔薄黄，脉弦。处方：上方去生地黄、茵陈、白茅根，加山茱萸20g，旱莲草15g，女贞子15g。水煎服，每日1剂，共7剂。

1周后电话随访，患者精神好转，无明显口干口苦，无头晕头痛，睡眠改善，大便正常。

按：黄培新教授对不寐的论治强调分为阴阳两类，提纲挈领把握整体。该例患者为年轻男性，由于长期工作压力大，经常熬夜，致使灼伤阴液，肝肾阴虚，阳无所制，阴虚于内，阳盛于内，肝阳上亢，扰动心神，发为不寐；阳亢扰乱神明，则不寐、多梦；虚阳上越，扰动清窍，则头痛、头昏、面红；阴液不足，则口干便秘。治宜平潜肝阳，宁心安神，方选天麻钩藤饮加减。方中天麻、钩藤平肝潜阳，潜降肝阳以安神宁心；白芍敛阴柔肝、生地黄清热泻火、醋龟甲重镇潜降，三药清泻亢阳以滋养肝肾之阴；菊花、茵陈条达肝气，清肝郁所化之热；石决明质地重镇，可助平肝潜阳，牛膝引热下行，白茅根清热泻火，共制肝阳，并泄虚火；杜仲裨益肝肾，以阳中求阴；肝郁日久，横犯脾土，砂仁健脾化湿以安未受邪之地。诸药合用，共奏平肝潜阳之效。经初诊治疗后，患者病情明显好转，但出现夜尿频数、大便溏泄等虚寒之象。一方面因初诊方中有大量寒凉清泻之品，困厄阳气；另一方面因患者正气不足，肝肾亏虚，故二诊方中去除前方中的生地黄、茵陈、白茅根等清热之品，予加用二至丸、山茱萸补益肝肾，重视扶护正气，避免过度戕杀脾肾之阳，标本兼顾。

第七节　头痛病案

一、头痛案一

郭某，女，59 岁，2015 年 10 月就诊。

主诉： 反复发作性头痛数年。

刻诊： 患者自诉数年前无明显诱因出现头痛，未予规范治疗，频繁发作，为寻中医治疗来诊。现反复性头痛，以下午发作较多，发作时有紧箍感，伴肩颈酸痛。舌边尖红，苔微黄，脉弦细。诊为头痛，证属肝郁热证。治以疏肝理气，清热止痛。处方：牡丹皮 15g，栀子 15g，柴胡 15g，法半夏 15g，黄芩 15g，蔓荆子 15g，藁本 15g，葛根 30g，白芷 15g，白芍 20g，玉竹 20g，浮小麦 30g，大枣 15g，炙甘草 5g。7 剂，水煎服，每日 1 剂。

按： 本患者以头部疼痛为主症，以下午发作多，发作时有紧箍感，无恶心呕吐，无肢体偏瘫，西医病属紧张型头痛，中医病属头痛。《素问》和《医林改错》均指出，头痛主要病因分外感、内伤和瘀血。本病患者无外感病史，无发热恶寒，无咳嗽流涕，无跌仆损伤病史，故属内伤头痛。内伤头痛一般与肝脾肾三脏相关。结合患者病史，患者平素心情多易怒，郁怒伤肝，郁而化火，肝阳偏亢，上扰清空，而发头痛，故定位在肝，加之患者舌边尖红，苔微黄，属热象，辨证为肝经郁热。因此，治疗上以疏肝解郁，清热止痛为法。方用小柴胡汤合丹栀逍遥散加减方。方中柴胡疏肝解郁，解热；牡丹皮、栀子、黄连清内热；蔓荆子疏散风热，清利头目，缓解太阳经头痛；藁本祛风除湿止痛，缓解颠顶头痛；葛根能解肌退热；白芷能缓解阳明经头痛，配伍葛根可缓解肩颈肌肉酸痛；白芍柔肝缓急，与玉竹配伍缓解血管痉挛，从而缓解头痛；浮小麦甘凉除热；大枣、甘草健脾益气，调和中焦。

二、头痛案二

谢某，男，58 岁，2015 年 9 月就诊。

主诉：头痛 10 余年。

初诊：患者头痛 10 余年，双颞侧及颠顶部为主，下午明显，体位改变出现，伴有恶心、视物模糊，纳可，寐差，二便调，舌淡苔薄白，脉弦，既往高血压病。诊为头痛，证属肝阳上扰，治以平潜肝阳。处方：天麻 15g，钩藤 15g，白芍 20g，生地黄 20g，龟甲 20g（先煎），豨莶草 15g，石决明 30g（先煎），菊花 20g，白芷 15g，葛根 30g，砂仁 5g，牛膝 15g。7 剂，水煎服，每日 1 剂。

二诊：患者头痛较前缓解，性质基本同前，恶心、视物模糊减轻，纳可，睡眠改善，二便调，舌暗淡苔薄白，脉弦。前方基础上，牛膝易以海藻 15g，余不变。

按：黄培新教授认为导致头痛的病因大致可分为肝阳上亢、外感病邪、肝肾阴虚等。其中肝阳上亢较为常见，这类患者多有高血压病史，头痛在全天各时段均可发作，但多见于下午发病，因血压升高常并见眩晕、视力不清等症状。此患者是因高血压导致头痛，西医诊断为高血压性头痛，中医证属肝阳上亢。颠顶头痛，唯风可到，阳亢化风，上扰清窍，故出现头痛；痰浊中阻，虚火内动，故伴见恶心、视物迷糊、寐差等症状。

内伤头痛一般病程较长，治法多采用补虚泻实。肝阳上亢型头痛，主方用天麻钩藤饮加减。方中天麻、钩藤平肝潜阳，息风通络；白芍敛阴柔肝，平潜肝阳；牛膝引气血下行，制约上亢之阳；砂仁健脾燥湿，化痰祛浊；石决明清肝明目；豨莶草祛风定眩；葛根、菊花、生地黄、龟甲等清泄虚火。正如《景岳全书》说："其有久病者，则或发或愈，或以表虚者，微感则发，或以阳胜者，微热则发，或以水亏于下，而虚火乘之则发，或以阳虚于上，而阴寒胜之则发。所以暂病者当重邪气，久病者当重元气，此固其大纲也。"

患者首诊服用 7 剂药后，头痛痼疾明显缓解。以方测证，证明首次辨证用药准确，二诊在前方基础上根据症状加以调整。实验研究表明，海藻主成分海藻昆布素具有软化血管功能，中医认为其具有软坚散结功效，故在前方基础上以海藻代替牛膝改善患者血管功能，余同前。

三、头痛案三

杜某，女，33岁，2015年5月就诊。

主诉：头痛10余年。

初诊：患者10余年前开始出现头痛，以左侧颞部为主，呈胀痛不适感，严重时伴恶心欲吐，伴左眼胀痛不适，持续1~2天可缓解，每次发作皆在经期前或经期初发作。平素自觉头晕，昏沉感，神疲乏力，未系统诊治。此次经期再次发作，遂来诊。诊时症见神清，疲倦，头痛，以左侧颞部为主，呈胀痛不适感，伴左眼胀痛不适，伴轻度头昏沉不适，纳寐可，二便调。舌暗红，苔微黄，脉细滑。既往中耳炎病史。诊为头痛，证属肝郁气滞，治以疏肝解郁、行气止痛。处方：柴胡10g，当归10g，白芍10g，茯苓10g，白术10g，党参15g，香附10g，薤白15g，法半夏15g，浮小麦30g，大枣15g，炙甘草5g。14剂，水煎服，每日1剂。

二诊：患者诉精神好转，头痛头晕明显好转，但经期前后仍有明显头痛，以右侧为主。舌质暗红，苔微黄，脉细滑。处方：茯苓10g，白术10g，党参15g，盐山茱萸15g，续断15g，菟丝子15g，枸杞子15g，砂仁10g，酸枣仁15g，大枣15g，炙甘草5g。7剂，水煎服，每日1剂。

按：患者为年轻女性，头痛呈发作性，发作与月经密切相关，属西医学"月经性偏头痛"范畴，以年轻女性患者偏多。黄培新教授认为，女性在生活及工作中易肝气郁结，郁久致肝胆经络阻滞不通，月经时胞宫血下，血虚肝失濡养，则肝气郁滞加重，发为少阳头痛，以颞侧疼痛为主；肝郁横逆犯胃，则出现恶心欲呕。治疗宜疏肝解郁，初诊方药选逍遥散加减，以疏肝理气，养血健脾。香附为女科要药，效能行气活血止痛，调理气机；薤白宽胸理气，合甘麦大枣汤治疗肝气郁结所致脏躁。二诊时头痛症状改善，治以益气健脾补肾，扶正固本。茯苓、白术、党参取四君子健脾益气之意，山茱萸、续断、菟丝子、枸杞子补益肝肾，砂仁燥湿化浊，酸枣仁养血安神，大枣、甘草调和诸药。所谓"女子以肝为先天"，而肝木为病，易克脾土。因此黄培新教授论治妇人疾病，重视调理肝脾，扶土抑木，调理中焦。

四、头痛案四

蔡某，男，62岁，2015年6月就诊。

主诉：左侧面部疼痛反复发作7年余。

刻诊：患者左侧面部三叉神经第三支分布区疼痛反复发作7年余，服用卡马西平后可缓解，停药后复发。平素急躁易怒，伴失眠多梦，无口干口苦，二便调，舌淡红，苔薄白，脉弦。诊断为头痛，证属风痰痹阻，治以息风化痰，通络止痛。处方：天麻15g，当归15g，全蝎5g，川芎15g，白芷15g，白芍30g，生地20g，石膏30g（先煎），延胡索15g，肉苁蓉10g，炙甘草5g。7剂，水煎服，每日1剂。

患者服药1周后诉疼痛发作次数较前减少，发作时疼痛程度较前减轻。

按：头痛是神经内科门诊临床常见疾病，临床以一侧或全头痛，兼有眩晕、恶心欲呕、面色潮红为主要表现。《素问·风论》曰："新沐中风，则为首风。""风气循风府而上，则为脑风。"头痛的证型主要分为外感和内伤两大类，本案患者以头面部三叉神经分布区头痛为主诉，病程迁延7年余，常自服卡马西平止痛，平素急躁易怒，失眠多梦，当属内伤头痛，病机为风痰闭阻，气滞血瘀，兼有肝火上炎，扰动清窍，而致疼痛。

黄培新教授认为，神经系统疑难杂症发病多与风痰有关。风痰阻滞经络也是三叉神经痛的重要病因，因此治疗首先要息风化痰，通络止痛。因患者性格急躁易怒，病程日久，肝郁化火，出现失眠多梦等症状，故应合以清肝泻火，平潜肝阳。处方用药上选用虫类药全蝎，重在祛风通络止痛；天麻平肝潜阳，息风通络；因患者疼痛部位在面部，为阳明经循经之所，当以白芷引经；川芎、延胡索活血行气，祛风止痛；所谓"治风先治血"，配伍当归、生地黄活血养血，芍药养血敛阴，共奏治血息风之效；生地黄、石膏清热和络，清泄火热；肉苁蓉补益肝肾，固本培元；炙甘草扶中益气，调和诸药。

第八节　郁证病案

一、郁证案一

卢某，男，41 岁，2015 年 11 月就诊。

主诉：失眠伴幻觉、耳鸣反复发作 1 年余。

初诊：患者 1 年前因生意不顺利情绪低落，反复酗酒，继而出现失眠多梦，耳鸣，白天情绪抑郁，出现幻觉，反复看到奇怪的场景，精神疲倦，周身乏力，记忆力下降，无暴躁、攻击行为。曾全外院就诊，诊断为"酒精性精神和行为障碍"，经住院治疗后好转。出院后规律服用奥氮平片，每次 1 片，每日 1 次；丙戊酸镁缓释片，每次 250mg，每日 2 次。现无精神和行为障碍，右侧耳鸣，精神疲倦，困乏无力，心情压抑，睡眠差，难入睡，多梦，口干，无口苦，纳可，大便溏，小便调，舌质红，薄黄苔，脉弦细。诊为郁证，证属心脾两虚，兼有湿热。治以疏肝健脾，养心安神，清热燥湿，处方：茯苓 15g，白术 15g，党参 30g，法半夏 15g，石菖蒲 15g，天麻 15g，香附 15g，龙骨 30g（先煎），黄连 10g，肉桂 1.5g（焗服），浮小麦 30g，大枣 15g，炙甘草 5g。7 剂，水煎服，每日 1 剂。另予乌灵胶囊，每次3粒，每日2次，口服。奥氮平片及丙戊酸镁缓释片继服。并嘱咐患者严格戒酒，服用西药期间，每3个月定期复查肝肾功能。

二诊：服药后，白天精神好转，乏力感明显减轻，心情较前舒畅，入睡难缓解，口干缓解，但仍多梦，口苦，夜间为甚，右侧耳鸣，纳可，大便溏，小便调，舌质红，薄黄苔，脉弦细。辨证为心脾两虚，肝郁化热，治以健脾养心安神，疏肝养阴散热。开两处方交替服用，方一同初诊，方二如下：牡丹皮10g，栀子10g，柴胡10g，生地黄20g，醋龟甲20g（先煎），龙齿30g（先煎），香附10g，酸枣仁20g，黄连10g，肉桂1.5g（焗服），浮小麦30g，大枣15g，炙甘草5g，水煎服。方一服用1周后，改服方二，每日1剂，分3次服用。另予乌灵胶囊，每次3粒，每日2次，口服；知柏地黄丸，每晚8粒，口服。

三诊：服药后，白天精神好转，疲倦乏力感基本消失，心情好转，多梦缓解，口干缓解，夜间仍有少许口苦，右侧耳鸣同前，纳可，大便偏溏，小便调，舌质红，苔薄微黄，脉弦细。处方：牡丹皮10g，栀子10g，柴胡10g，生地黄20g，茯苓15g，白术15g，白芍15g，香附10g，当归10g，黄连10g，肉桂1.5g（焗服），龙骨30g（先煎），牡蛎30g（先煎），大枣15g，炙甘草5g。7剂，水煎服，每日1剂。另予乌灵胶囊，每次3粒，每日2次，口服；补中益气丸，每次8粒，每日1次，口服；知柏地黄丸，每晚8粒，口服。

四诊：服药后，白天无不适，能正常参加工作，失眠、多梦明显改善，无口干口苦，右侧耳鸣稍减轻，纳可，大便基本成型，小便调，舌质红，苔薄白，脉弦细。治以健脾燥湿，补益肝肾。处方：茯苓 15g，白术 15g，党参 30g，法半夏 15g，石菖蒲 15g，天麻 10g，当归 10g，肉苁蓉 15g，盐山茱萸 20g，醋龟甲 20g（先煎），香附 10g，大枣 15g，炙甘草 5g。7 剂，水煎服，每日 1 剂。另予补中益气丸，每次 8 粒，每日 1 次，口服；知柏地黄丸，每晚 8 粒，口服。

按：黄培新教授认为，该患者起病有明显诱因（生意不顺心情烦闷），导致肝气郁结，横逆脾土，加之反复酗酒，湿热蕴结中焦，肝脾两伤，脾虚则生化无源，气血不足，无以养心，久之则出现心脾两虚。肝郁则心情低落，情绪抑郁；脾虚则精神疲倦，周身乏力；心主神明，心失所养，则出现幻觉；心血不足，心肾不交则失眠多梦；脾虚有湿热，则口干，舌红苔黄，便溏。

黄培新教授认为，正如《灵枢·本神》所讲："愁忧者，气闭塞而不行。"郁证病位主要在肝，涉及心、脾、肾，故治法以疏肝健脾、养心安神为主。另一方面，西医学治疗抑郁症，主要以抗焦虑、镇静催眠为主，总体是下潜、抑制的趋势，因此产生如精神疲倦、兴致低下等症状，治疗上要鼓动阳气，提高机体的兴奋性。所以在用药上，既要潜降安神，也要兼顾补气、补阳。

初诊以疏肝健脾，养心安神，兼清热燥湿为法拟方。处方以四君子汤为基础方，健脾益气固本；香附疏肝解郁；

黄连清心除烦；肉桂交通心肾；龙骨、牡蛎重镇安神，天麻息风潜阳；石菖蒲芳香开窍，与黄连、法半夏合用增强燥湿清热之功，现代药理研究证实石菖蒲能兴奋中枢，拮抗西药抑制作用；甘麦大枣汤和中养心安神。加用中成药乌灵胶囊补肾健脑，养心安神。二诊时大部分症状均有所缓解，仍多梦、夜间口苦，考虑心脾两虚未解，肝郁日久化热，证候复杂，一方难以兼顾，故拟两方。方一守前方，继续巩固治疗；方二偏清，以疏肝散郁火为主，以丹栀逍遥散加减。方中牡丹皮、栀子、柴胡、香附疏肝解郁，散郁火；生地黄、龟甲入阴分，滋阴生津凉血；龙齿、黄连、肉桂、甘麦大枣汤、酸枣仁增强养心安神之功；另考虑口苦以夜间为主，属阴虚内热，故加用知柏地黄丸，滋阴清热。三诊时诸症缓解，夜间口苦明显减轻，故应遵循上诊的治法，取两方中能体现各自治法的主要药物合成一方继续服用。早晨加服补中益气丸，治疗脾气亏虚，避免过分抑制之弊。四诊时患者病情继续好转，故加强健脾益气、补益肝肾以固本。以四君子健脾益气补中，肉苁蓉、山茱萸、龟甲阴阳双补，肝肾兼顾，当归养血活血；以半夏、石菖蒲燥湿，天麻平肝，香附疏肝解郁。睡眠情况明显好转，故去乌灵胶囊。

中医药对郁证的治疗有一定的优势。整个治疗过程以疏肝健脾、养心安神为基本法则。其间根据患者服药后病情变化，穿插疏散郁热、清热燥湿等治法，并遵循急则治其标、缓则治其本的原则，于疾病缓解期，加用补益肝肾等治法，取得了理想的疗效。另外，中成药的应用不可或缺。乌灵胶囊交通心肾、养心安神，对于各种原因引起的失眠效果俱佳。而补中益气丸、知柏地黄丸的早晚搭配服用，是黄培新教授对于各种疾病缓解期的常用的固本方法，白天属阳当扶阳益气，服用补中益气丸；夜晚属阴当滋阴敛藏，服用知柏地黄丸，体现了天人相应的思维。

二、郁证案二

陈某，男，48 岁，2019 年 8 月就诊。

主诉： 情绪低落 5 年。

初诊： 患者诉 5 年前因工作问题出现情绪低落，担心多疑，反应变慢，记忆力下降，易紧张，失眠，曾诊断为"抑郁症"并多次住院治疗，治疗后症状稍好转。6 月 7 日出现四肢抽搐，半小时后自行缓解，6 月 10 日于某院住院，查脑电图未见异常，诊断为"焦虑障碍"，伴有精神病性症状重度抑郁发作。出院后继续服用氨磺必利片、文拉法辛、帕利哌酮缓释片、阿立哌唑口崩片治疗，现仍坐立不安，精神紧张，失眠，服用佐匹克隆助眠，舌质暗红，舌苔微黄，脉滑。诊断为郁证，证属肝郁脾虚，胸阳不振。治以疏肝解郁，补气健脾，处方：茯苓 15g，白术 15g，党参 30g，法半夏 15g，石菖蒲 15g，天麻 15g，当归 10g，全蝎 5g，五味子 5g，黄连 5g，肉桂 1.5g（焗服），藿香 15g，炙甘草 5g，巴戟天 30g。14 剂，水煎服，每日 1 剂。另予补中益气丸，每次 8 粒，每日 1 次，口服；知柏地黄丸，每次

10粒，每晚1次，口服；复方北芪口服液（院内制剂），每次1支，每日3次，口服。

二诊：患者家属诉服完14剂后，坐立不安、精神紧张较前好转，舌质暗红，舌苔微黄，脉滑。患者症状好转，现予健脾补肾，从本质调理情绪低落，予前方加麦冬10g以养阴，14剂，水煎服，每日1剂。另予补中益气丸，每次8粒，每日1次，口服；知柏地黄丸，每次10粒，每晚1次，口服；振源胶囊，每次1粒，每日3次，口服。

按：患者中年男性，主症见情绪低落，担心多疑，精神紧张，失眠，辨病属郁证。郁证主要由情志失调引起，基本病机为气机郁结导致脏腑气血阴阳失调。《素问·举痛论》指出："思则心有所存，神有所归，正气留而不行，故气结矣。"《诸病源候论·结气候》亦言："结气病者，忧思所生也。"气留而不行，故结于内。情志失调，致使肝失条达，气机不畅，而成肝气郁结；忧思疑虑则伤脾，致使脾失健运，聚湿成痰，痰气郁结，脏腑功能失调而发本病。黄培新教授治疗郁证重视调畅气机，调理肝脾，平衡全身阴阳。本例患者长期情绪低落，紧张，寐差，甚者出现四肢抽搐，半小时自行缓解，此为脾土不振，肝木横逆，肝风内动之象，治疗上应重视固护脾土，平肝息风，方取四君子汤加减。方中茯苓、白术、党参健脾益气，扶护中土；天麻平肝潜阳，息风止痉；当归养血活血，有"治风先治血"意；全蝎搜风通络，与天麻、当归共息风止搐；此外，考虑患者久患郁证，气机不畅，时发抽搐，复有风痰上扰，闭阻清窍之患，故以法半夏、石菖蒲、藿香豁痰化浊，通达清窍；黄连、肉桂取交泰丸意，以交通心肾，宁心安神；五味子敛心阴，巴戟天补肾阳，调节一身阴阳平衡；甘草调和诸药。二诊时患者病情好转，效不更方，再入麦冬清心宁神，配合补中益气丸、知柏地黄丸并补阴阳，振源胶囊扶护正气。对郁证的治疗除了重视疏肝解郁，宁心安神外，还应注重健脾益肾，调节全身阴阳平衡。

三、郁证案三

张某，女，52岁，2020年7月就诊。

主诉： 反复情绪低落1年。

初诊： 患者1年前出现情绪偏低落，动力及兴趣缺乏，莫名恐怖、不安，时而易心悸，注意力不集中，记忆力下降，负面思维多，自我评价偏低。现症见背部火灼感，体温正常，四肢冰冷，胸闷心慌，潮热、盗汗，甚时坐立不安；夜寐差，长期服用阿普唑仑助眠，效果一般，服用劳拉西泮后整夜不眠；面色偏㿠白，易倦怠，口干口淡，二便调，舌边尖暗红，苔干黄，脉弦偏滑。诊断为不寐、郁证，证属肝郁脾虚。治以疏肝健脾，宽胸通阳，处方：柴胡15g，白芍20g，茯苓15g，白术15g，麦冬10g，法半夏5g，薤白15g，肉桂1.5g（焗服），浮小麦30g，大枣15g，炙甘草5g，人参5g，麸炒枳壳10g。7剂，水煎服，每日1剂。另予归脾丸，每次10粒，每日2次，口服；逍遥丸，每次8粒，每日2次，口服。

二诊：患者诉服药后症状缓解，仍有下肢浮肿，口干，大便干结，排出未消化食物，舌质暗红，舌苔黄厚腻，脉滑，诊断同前。患者仍有轻度情绪低落，辨为肝郁脾虚之证，治以补中益气，疏肝解郁，处方：黄芪 30g，白术 30g，升麻 10g，柴胡 10g，厚朴 15g，麸炒枳实 15g，白芍 20g，玉竹 20g，火麻仁 30g，浮小麦 30g，大枣 15g，炙甘草 5g。7 剂，水煎服，每日 1 剂。另予益气养心安神口服液（院内制剂），每晚 2 支，口服。

按：该例患者症见反复情绪低落 1 年，兼见背部火灼感、潮热、盗汗、寐差、舌苔干黄等阴虚症状，又有四肢冰冷、胸闷心慌等阳虚症状，若滋补阴液恐阻遏阳气，若温补元阳恐煎灼阴津。阴阳难以兼顾，治疗应从中焦入手，注重调节肝脾，扶护脾土，平抑肝木，条达气血，则阴阳自和。初诊时治以疏肝健脾。方中柴胡、枳壳、白芍条达气机，柔肝敛阴；茯苓、白术、人参健脾益气，固护中土；法半夏、薤白荡涤痰浊，宽胸行气；麦冬、肉桂取交泰丸之意，交通心肾，宁心安神，交泰丸原用黄连，因惧黄连苦寒伤阳，故以麦冬易之；浮小麦、大枣、炙甘草合为甘麦大枣汤，以调和心神。方中诸药性味较为平和，调和中焦，恢复阴阳枢纽，条达气机。另考虑到患者女性，52 岁，处于围绝经期，再配合中成药归脾丸、逍遥丸调理肝脾气血。二诊时患者诉服药后症状缓解，考虑到患者出现浮肿、便秘、完谷不化等症状是阳气不达的表现，治疗不仅疏肝解郁，更要调整一身阴阳，升发阳气，方取补中益气汤加减。方中黄芪、白术健脾益气，运化中焦；升麻、柴胡、枳实升发阳气，条达气机；白芍敛阴柔肝，玉竹养阴增液；厚朴宽中行气，火麻仁润肠通便；浮小麦、大枣、炙甘草合为甘麦大枣汤，再配合益气养心安神口服液（院内制剂）调养心神而取效。

四、郁证案四

陈某，女，55 岁，2020 年 6 月就诊。

主诉： 入睡困难 10 年余。

刻诊： 患者 10 年前出现入睡困难，2018 年症状加重后于外院就诊，先后予盐酸文拉法辛、喹硫平、奥氮平、阿普唑仑治疗，效可。近期症状加重，彻夜难眠，情绪差，易悲观，在幽闭空间中有恐惧感，白日乏力，头昏沉不清。现口服盐酸文拉法辛 1 粒，每日 2 次；奥氮平每晚 1 粒、阿普唑仑 1 粒，每日 2 次。口干口苦，舌边尖红，苔薄黄，脉弦细。诊断为郁证，证属肝郁脾虚、肝郁火旺，治以疏肝健脾、清肝泻火，处方：牡丹皮 10g，栀子 10g，柴胡 10g，生地黄 20g，龙骨 30g（先煎），牡蛎 30g（先煎），酸枣仁 20g，白芍 20g，玉竹 20g，浮小麦 30g，大枣 15g，炙甘草 5g，五味子 5g，藿香 10g。7 剂，水煎服，每日 1 剂。另予益气养心安神口服液（院内制剂），每晚 2 支，口服。

按： 患者长期情绪低落，兼有恐惧易惊，入睡困难，舌边尖红，苔薄黄，脉弦细，考虑病机为肝郁脾虚，肝失条达，气郁化火，肝热内郁，故治以清肝泻火为法。方中牡丹皮、栀子、生地黄清泻肝经火热，柴胡条达气机、疏肝行气，白芍敛阴柔肝，玉竹养阴增液，龙骨、牡蛎重镇安神，酸枣仁养肝安魂，五味子养心宁神，藿香芳香化浊，浮小麦、大枣、炙甘草合为甘麦大枣汤，调和心神。再配合益气养心安神口服液（院内制剂）调养心神而取效。

第九节　头晕与眩晕病案

一、眩晕案一

何某，男，41岁，2014年9月就诊。

主诉： 反复头晕1个月。

初诊： 患者于1个月前无明显诱因出现头晕，呈天旋地转感，伴有恶心欲呕，无眼前黑蒙，无耳鸣耳聋，无肢体偏瘫、言语不利等不适，平卧时缓解，活动时加重，休息后可自行缓解，患者未予重视。后症状反复发作，频繁时每日多次发作，头部剧烈摆动时容易诱发和加剧，患者于当地医院就诊，予活血化瘀、对症止晕等处理后症状无明显缓解，遂来就诊。诊时症见神清，精神疲倦，面色偏白，双下肢稍乏力，暂无头晕发作，睡眠欠佳，胃纳可，二便调。舌质暗淡，边尖红，苔白微腻，脉滑。诊断为眩晕，证属风痰上扰，治以健脾化痰，息风止眩，处方：茯苓15g，白术15g，党参30g，法半夏15g，石菖蒲15g，天麻15g，葛根30g，白芷15g，白芍20g，玉竹20g，砂仁10g（后下），大枣15g，炙甘草5g。7剂，水煎服，每日1剂。另予晕乃停口服液（院内制剂），每次2支，每日3次，口服。

二诊：诉服药后症状稍缓解，发作频率降低，症状大致同前，但近来稍口苦，晨起明显，无口干，睡眠仍欠佳，余情况同前，舌质暗淡，边尖红，苔薄黄，脉弦细。治以平肝潜阳，兼以养心安神，处方：牡丹皮 15g，栀子 15g，柴胡 10g，生地黄 20g，龟甲 20g（先煎），龙齿 30g（先煎），白芍 20g，玉竹 20g，酸枣仁 15g，香附 10g，浮小麦 30g，大枣 15g，炙甘草 5g。7 剂，水煎服，每日 1 剂。中成药：银杏叶滴丸，每次 5 丸，每日 2 次，口服；丹田降脂丸，每次 1g，每日 2 次，口服。

三诊：诉服药后症状较前缓解，发作时头晕程度减轻，恶心欲呕好转，睡眠情况好转，较前易入睡，仍易醒，无口干口苦，余情况同前，舌质暗淡，苔薄白，脉滑。治以健脾化痰，息风止眩。处方：茯苓 15g，白术 15g，党参 30g，法半夏 15g，石菖蒲 15g，天麻 15g，葛根 30g，白芷 15g，白芍 20g，玉竹 20g，威灵仙 15g，大枣 15g，炙甘草 5g。7 剂，水煎服，每日 1 剂。中成药：银杏叶滴丸，每次 5 丸，每日 2 次，口服；丹田降脂丸，每次 1g，每日 2 次，口服。

四诊：头晕较前明显缓解，无恶心呕吐，偶有颈项部牵痛不适感，舌质暗淡，苔薄白，脉弦细。上方去白芍、玉竹，加盐山茱萸 20g，砂仁 10g（后下）。7 剂，水煎服，每日 1 剂。

按：该患者的诊断属于中医学"眩晕"范畴，患者以头晕，呈天旋地转感，伴有恶心欲呕，平躺时缓解，活动时加重，休息后可自行缓解为主要表现，结合颅脑磁共振检查明确诊断。黄培新教授认为，本病属于西医学的脑动脉硬化引起的脑缺血导致的眩晕范畴。患者以发作性眩晕，天旋地转感为主，正合"风"像，《黄帝内经》言"诸风掉眩，皆属于肝"；肝风内动，木郁克土，脾气亏虚，故患者精神疲倦、面色无华、双下肢乏力；脾胃气虚，运化无力，痰浊内生，"无痰不作眩"，痰浊内盛是眩晕的重要病因；后天亏虚，气血化生无源，气滞血瘀，并见瘀血内阻，痰瘀胶结，阻滞经络，清阳不升，眩晕更甚。

黄培新教授认为此患者病在肝脾，证属脾虚痰盛，治以健脾化痰，息风止眩，取四君子汤合半夏白术天麻汤加减。方中茯苓、白术、党参，健脾益气，脾胃健运则水液通调，痰浊自除；后天旺盛则气血生化有源，清窍得养，黄培新教授临证时重视固护脾胃，扶振中焦，作为治病祛邪之本；法半夏、天麻平肝息风、燥湿化痰，为治风痰眩晕之要药；石菖蒲、砂仁化湿开窍止眩；葛根、白芷祛风解肌；白芍、玉竹滋阴息风，敛肝益胃；大枣、炙甘草调和诸药。

二诊时黄培新教授结合颅脑磁共振结果和既往高脂血症病史，考虑脑血管硬化。患者临床症状缓解，睡眠无好转，出现口苦，苔薄黄，提示风痰上扰得到改善，但又发肝阳化火、扰动心神，治当平肝潜阳，养心安神，方以丹栀逍遥散加减。方中柴胡、白芍、香附疏肝解郁，牡丹皮、山栀子清泄肝火，生地黄、龟甲、玉竹滋阴养血息风，龙齿平肝潜阳，酸枣仁合甘麦大枣汤以宁心安神。合用中成药银杏叶滴丸、丹田降脂丸活血化瘀，健脾补肾。从西医角度考虑控制血脂水平，改善微循环。三诊时，患者无口干口苦，舌苔由黄转白，肝热之象基本消退，治法转为健脾祛风化痰，处方基本同初诊，改砂仁为威灵仙，加强祛风化湿之功，中成药照前续服。四诊时，眩晕明显好转，患者诉偶有颈部不适，予原方加山茱萸、砂仁以补益脾肾，固护先后天之本。

本案患者治疗以健脾祛风化痰为基本法则，其间根据患者服药后病情变化，穿插平肝潜阳、养心安神等治法，遵循急则治其标、缓则治其本的原则，于疾病缓解期加用补益肝肾等治本方法，取得理想的疗效。另外，中成药的应用不可或缺，根据患者不同时期的症状，辨证使用多种中成药如银杏叶滴丸、丹田降脂丸活血化瘀。

二、眩晕案二

王某，女，47 岁，2016 年 8 月就诊。

主诉：反复头晕 5 年。

刻诊：患者出现反复头晕，头晕呈视物旋转感，伴恶心呕吐，呕吐物为胃内容物，汗出，时有耳鸣，曾于附近医院就诊，考虑"梅尼埃病"，予改善循环等治疗后好转，但此后头晕时有反复，劳累时易出现。近日工作劳累后再发头晕，性质同前，呈阵发性，每次发作持续数小时，伴双手麻木感，耳鸣较前加重，左耳听力下降，遂来诊。诊时症见神清，面色无华，头晕，呈视物旋转感，伴恶心呕吐，汗出、心慌，卧床闭目休息可减轻，动则加重，时有耳鸣，左耳听力下降，纳可，眠可，二便调。舌淡，苔白，脉沉细。体格检查见水平型眼震，左耳鸣，左耳听力下降。诊断为眩晕，证属脾肾两虚，风痰上扰，治以健脾补肾，息风涤痰，佐以疏肝。处方：茯苓 15g，白术 15g，党参 30g，法半夏 15g，天麻 15g，淫羊藿 15g，肉苁蓉 20g，当归 10g，白芷 15g，川芎 15g，浮小麦 30g，大枣 15g，炙甘草 5g。7 剂，水煎服，每日 1 剂。另予归脾丸，每次 10 粒，每日 2 次，口服；逍遥丸，每次 8 粒，每日 2 次，口服；晕乃停口服液（院内制剂），每次 2 支，每日 2 次，口服。

1 周后电话随访，患者已无明显头晕，仅遗留左耳轻微耳鸣及听力下降。

按：梅尼埃病是以膜迷路积水为病理基础的一种内耳疾病，临床多表现为眩晕、听力下降和耳鸣（或）耳胀满感，根据其临床表现，当属中医学"眩晕"范畴。历代医家多认为眩晕病机集中在风、火、痰、瘀、虚等方面，有"诸风掉眩，皆属于肝""无痰不作眩""无虚不作眩"等论述。黄培新教授结合临床实践指出，本病以脾肾两虚为本，风痰上扰为标。本案中，患者面色无华、劳累加重为脾气虚的表现；头晕、视物旋转感为风痰上扰清窍的表现；恶心、呕吐为痰浊中阻、胃气上逆的表现；汗出为气虚的表现；心慌为痰浊扰心的表现；动则诱发风邪加重，故动则加重；耳鸣、听力下降为肾虚的表现；舌淡、苔白、脉沉细为脾肾两虚的表现。四诊合参，辨证属脾肾两虚、风痰上扰，治宜健脾补肾、息风涤痰。另外考虑患者为女性，病程日久，易合并情志因素，因此治疗佐以疏肝为法，既能条达肝气，疏通气机，又能抑制肝木，以免脾土困厄。中药处方以半夏白术天麻汤加减。半夏白术天麻汤为治疗风痰上扰之眩晕的代表方。方中半夏燥湿化痰，降逆止眩；天麻平肝息风，茯苓、白术健脾燥湿，共奏化痰息风止眩之效；党参健脾益气，与茯苓、白术合用取四君子汤之意；淫羊藿、肉苁蓉补肾益气，先天与后天之本相互资助；当归、川芎以养血活血，蕴含"治风先治血"之意，养血息风；白芷疏风散邪；甘麦大枣汤疏肝宁神，治疗妇人肝气不舒所致脏躁，黄培新教授对妇人疾病合并情志因素者常合用此方以疏肝解郁，宁心安神，收效甚佳。另选中成药逍遥丸疏肝、归脾丸健脾益气，二药合用调理妇人肝脾气血；予晕乃停口服液（院内制剂）息风止眩。诸药合用，标本兼顾。

三、眩晕案三

郭某，男，55岁，2016年2月就诊。

主诉： 反复头晕20年。

刻诊： 患者20多年反复头晕，发作突然，头昏，严重时自觉天旋地转，呕吐胃内容物，每于夜间睡眠转身时出现，经休息数十分钟后可缓解，转颈时可加重，无耳鸣、听力下降、心慌胸闷等不适，后枕及颈项困重不适，于门诊长期治疗。查头颅 CT、MRI 均未发现脑梗死及出血。影像学检查显示颈椎曲度变直，C3～C7 椎管狭窄，C2～C3、C3～C4 椎间盘突出。面红，纳可，二便调，舌淡红，苔薄白，脉弦。既往高血压病史 6 年，血压最高达 160/100mmHg。诊断为眩晕，证属气虚痰瘀阻络，治以健脾益肾行气，化痰活血通络。处方：黄芪 45g，桂枝 15g，白芍30g，当归 10g，威灵仙 15g，豨莶草 15g，葛根 30g，白芷15g，龙骨 30g（先煎），牡蛎 30g，天麻 15g，淫羊藿 15g，土鳖虫 5g，大枣 15g，炙甘草 5g。7 剂，水煎服，每日 1 剂。

按：患者反复头晕，发作突然，头昏，严重时自觉天旋地转，伴有恶心呕吐，且病程长久，考虑必有正虚邪实之患，病势缠绵不愈，脾肾不足，痰浊内生，上犯清窍而发为此病。另一方面，西医诊断为颈椎病，考虑因颈椎活动不一致，椎动脉受压痉挛、肌肉牵拉肌肉痉挛，而见眩晕、后项部不适，可进一步辅助诊断和论治。黄培新教授认为，颈椎病导致的眩晕从中医的角度看与血脉瘀阻有关。痰瘀内阻，血脉不畅，气血不荣于上而发病。因此对本病的治疗除了采用化痰止眩，还需要活血通络、行气化瘀，这也是"痰瘀同治"思路的体现。在处方用药上，以黄芪桂枝五物汤为基本方加减。方中黄芪益气行血，桂枝温经通络，芍药养血和营，三药合用以益气活血，化瘀通络，疏通血闭；当归活血养血；威灵仙、豨莶草祛风除痹；天麻平肝潜阳，息风止眩；葛根、白芍、玉竹、白芷，为治疗颈椎病、松解肌痉挛的常用药物；龙骨、牡蛎重镇安神，平肝定眩；土鳖虫舒经活血通络；淫羊藿补益肝肾。诸药合用，共奏益气通络止眩之功。该案中，黄培新教授对眩晕的论治除了依据患者症状，还重视病因，治疗上采用"痰瘀同治"，以益气通络、活血化瘀的治法处方用药。

四、眩晕案四

梁某，女，49 岁，2015 年 6 月就诊。

主诉： 头晕 1 个月余。

刻诊： 头晕 1 个月余，2015 年 5 月考虑为"椎动脉型颈椎病"住院治疗。现头晕，与颈部活动有关，无口干口苦，舌淡暗，边尖红，苔薄黄，脉弦细。既往有高血压、高脂血症病史。诊断为眩晕，证属肝阳上亢，痰瘀痹阻。治以平肝潜阳，通络止眩，处方：牡丹皮 10g，栀子 10g，柴胡 15g，法半夏 15g，黄芩 15g，葛根 20g，白芷 20g，天麻 15g，白芍 20g，玉竹 10g，炙甘草 5g。7 剂，水煎服，每日 1 剂。

按： 中医认为眩晕的病因主要有情志、饮食、体虚年高、跌仆外伤等方面。其病机不外虚实两端。患者为中年女性，此次发病已有 1 个月余，临床见反复头晕，与颈部活动有关，舌边尖红，苔薄黄，脉弦细，属眩晕实证，病机多为肝阳风火，上扰清窍，痰瘀痹阻。

该案例的处方是黄培新教授治疗眩晕的经典方剂，临床上每获良效。对于眩晕实证患者，治宜平肝潜阳，清火息风。方中用天麻平肝潜阳息风，黄芩、山栀子、牡丹皮清肝泻火，白芍、玉竹柔肝滋阴，柴胡入肝经，诸药共奏清肝热、滋肝阴、舒肝郁之功；葛根生津止渴，滋阴以抑阳亢，兼能解肌祛邪，治疗颈部不适、眩晕随颈部活动而加重，现代研究表明葛根的主要成分可以扩张血管，增加血流量，改善微循环，提高局部微血流量，抑制血小板凝集；另肝阳上亢，风火相煽，炼津为痰，以法半夏化痰通络，降逆止眩。诸药相合，共奏平肝潜阳、通络止眩之功。患者服药后眩晕仍有发作，但发作次数明显减少，予原方调整续服。

五、眩晕案五

林某，男，44 岁，2018 年 8 月就诊。

主诉：反复发作性头晕 1 年余。

初诊：患者 1 年半前头晕，起立或起床后发作，平躺后缓解，走路不稳，无头痛，无天旋地转感，无视物模糊，无恶心呕吐，无耳鸣，寐差，舌暗，苔薄白，脉弦细。诊断为眩晕，证属脾肾两虚，治以健脾补肾，息风定眩，方用半夏白术天麻汤加减。处方：茯苓 15g，白术 15g，党参 30g，法半夏 15g，石菖蒲 15g，天麻 15g，淫羊藿 15g，肉苁蓉 20g，藿香 15g，佩兰 15g，砂仁 5g（后下），大枣 15g，炙甘草 5g。7 剂，水煎服，每日 1 剂。。

二诊：患者诉服完 7 剂后，眩晕稍缓，但仍有头晕，精神疲倦，四肢无力，畏寒，纳寐可，便溏。舌暗，苔薄白，脉弦细。黄培新教授考虑湿浊之邪未尽，于前方加豆蔻温补脾气，葛根解肌升阳。处方：茯苓15g，白术15g，党参30g，法半夏15g，石菖蒲15g，天麻15g，淫羊藿15g，葛根30g，白芷15g，佩兰15g，豆蔻10g，大枣15g，炙甘草5g。7剂，水煎服，每日1剂。

三诊：患者诉服药后头晕缓解，站立或起床时有发作，平躺后可缓解，走路不稳，头重脚轻感，头昏头胀，四肢无力，自汗，畏寒，家属代诉平常体质差，近期易感冒，睡眠较前改善。舌暗，苔薄白，脉弦细。颅脑影像学检查未见明显异常。黄培新教授考虑阳气不足，风湿在表，治以祛风胜湿，方选羌活胜湿汤加减。处方：羌活15g，独活15g，川芎15g，蔓荆子15g，藁本15g，防风15g，葛根30g，白芷15g，淫羊藿15g，天麻15g，砂仁5g（后下），藿香15g，大枣15g，炙甘草5g。7剂，水煎服，每日1剂。

按：张景岳云"无虚不作眩"，朱丹溪云"无痰不作眩"。初诊考虑患者中年男性，脏腑气血日俱亏虚，脾气亏虚，脾虚失运，聚湿成凝，痰浊阻滞气机，肝肾不足，虚风内生，虚风夹痰瘀上扰清窍，清阳不升，则发为眩晕；痰邪黏滞，缠绵难愈，故反复发作；痰浊阻滞筋脉，故肢体乏力；舌暗，苔薄白，脉弦细均为风痰上扰夹瘀之象。考虑病机为脾肾两虚，风痰上扰夹瘀，治则为健脾补肾，息风定眩。方以半夏白术天麻汤加减。二诊，患者头晕缓解，但仍有反复，治疗效果欠佳，考虑患者本虚未得根治，自身阳气亏虚，又值秋冬换季之时，风寒湿易侵袭肌表，致阳气不舒，故周身不适；阳气不升，故见头重头晕。风湿在表，宜从汗解，方予羌活胜湿汤加减。羌活、独活均为祛湿之品，羌活上走颠顶，独活下行脚底，辅以葛根解肌升阳，白芷祛风止痛，淫羊藿温阳散寒，天麻息风止痉，砂仁、藿香健脾温中化湿。本病用药紧扣病机，药随病证加减，必要时换思路换方。

第十节 健忘与痴呆病案

一、痴呆案一

陈某，女，73岁，2018年11月就诊。

主诉： 记忆力下降1年。

初诊： 患者诉1年前无诱因出现记忆力下降，计算力下降，对事物兴趣减少，能正常对答，逻辑尚好，无幻觉，无妄想，曾在外院查简易智力状态检查量表（MMSE）评分为12分，服盐酸多奈哌齐后出现头痛、发热症状，自行停药，现为求中医诊疗遂来诊。舌红，苔薄白，脉弦。诊为痴呆，证属脾肾不足。治以健脾补肾。处方：茯苓15g，白术15g，党参30g，法半夏15g，石菖蒲15g，当归10g，益智仁15g，淫羊藿15g，肉苁蓉20g，郁金15g，大枣15g，甘草5g。14剂，水煎服，每日1剂。

二诊： 药后无明显不适，时有头晕，入睡困难，舌质红，苔薄白，脉浮。治以补肾填精为基础，辅以平肝潜阳，息风化痰。处方：天麻15g，钩藤15g，白芍15g，枸杞子15g，女贞子15g，山茱萸20g，石决明30g（先煎），淫羊藿15g，杜仲15g，豆蔻10g，牛膝15g，浙贝母20g。14剂，水煎服，每日1剂。中成药：松龄血脉康胶囊，每次3粒，每天2次；丹田降脂丸，每次1g，每天2次；银杏叶滴丸，每次5丸，每天2次。

三诊：头晕明显改善，寐可。初诊方去肉苁蓉，加远志5g。14剂，水煎服，每日1剂。中成药同前。

四诊：患者未有不适，寐可。治以益气活血，健脾补肾。处方：黄芪45g，赤芍15g，川芎15g，石菖蒲15g，法半夏15g，浙贝母20g，葛根30g，山茱萸20g，白芷15g，益智仁15g，豆蔻5g，大枣15g，炙甘草5g。7剂，水煎服，每日1剂。中成药同前。

随访至2019年3月28日，患者坚持服用松龄血脉康胶囊、丹田降脂丸及银杏叶滴丸，头晕未再发作，睡眠可，记忆力减退未见加重。

按：痴呆是多由髓减脑消或痰瘀痹阻脑络，神机失用引起，在无意识障碍状态下，出现呆傻愚笨，智能低下，善忘等，重者终日不语，或闭门独居，或口中喃喃，言语颠倒，或情绪不定，忽笑忽哭，或不欲食，数日不知饥饿等。本案患者年事已高，脏器衰弱，脾虚失于运化，气血生化乏源，不能上荣于脑，神明失养，则神情涣散，呆滞善忘。而且，老年人肝肾亏损，肾精日亏，则脑髓空虚，心无所虑，精神失聪，神无所依而使灵机衰退，出现迷惑愚钝，反应迟钝。治疗予健脾补肾，填精生髓。方中茯苓、白术、党参健脾益气，法半夏、石菖蒲化痰开窍醒脑，当归、郁金活血通脉，益智仁、淫羊藿、肉苁蓉补肾壮阳。又因患者多年高血压病史，且存在脑白质疏松等脑血管病变，平素时有头晕，故应重视血脉不利、风痰阻络的病机。二诊在补肾填精基础上，方选天麻钩藤饮加减，以平肝潜阳、息风化痰。三诊时加远志，增强祛痰、补肾、益智安神之效。四诊时，方选补阳还五汤之意，重用黄芪补气升阳，配伍川芎、赤芍活血通经，石菖蒲、法半夏、浙贝母、豆蔻豁痰开窍，葛根、白芷升举清阳，山茱萸、益智仁益肾填精。另配合松龄血脉康胶囊、丹田降脂丸及银杏叶滴丸三药，综合控制危险因素，从而改善脑血管状况。

二、痴呆案二

邓某，男，35岁，2018年11月就诊。

主诉：记忆力下降3年。

初诊：患者诉3年前无明显诱因出现近事记忆力减退，计算力下降，对事物兴趣降低，反应迟钝，曾在外院行基因检测，发现基因突变（具体不详）。具有痴呆家族史，哥哥30岁左右出现脑萎缩，后生活不能自理，40岁去世；姐姐30左右出现认知障碍，40岁左右走失。现为求中医诊疗遂来诊。舌暗红，苔薄白，脉弦。诊断为痴呆，证属脾肾亏虚证。治以健脾补肾，益气活血。处方：麦冬10g，五味子5g，党参30g，制何首乌20g，盐山茱萸20g，丹参10g，茯苓15g，白术15g，法半夏15g，砂仁5g，红景天6g，大枣15g，甘草5g。14剂，水煎服，每日1剂。

二诊： 患者服药后觉记忆力较前改善，自行守初诊方继服 21 剂。前方去砂仁，加巴戟天 30g，淫羊藿 15g。14剂，每 2 日 1 剂，水煎，分早晚 2 次温服。

三诊： 诸症较前无明显变化，守二诊方继服 14 剂，每2 日 1 剂，水煎，分早晚 2 次温服。

四诊： 情绪抑郁，表情淡漠，不喜言语，易烦躁，舌暗红，苔微黄，脉细滑。处方：柴胡 15g，白芍 20g，枳壳15g，茯苓 15g，白术 15g，党参 30g，郁金 15g，法半夏15g，薤白 15g，红景天 6g，浮小麦 30g，大枣 15g，炙甘草5g。14 剂，每 2 日 1 剂，水煎，分早晚 2 次温服。

五诊： 药后情绪异常症状好转，仍有反应迟钝。处方：茯苓 15g，白术 15g，党参 30g，法半夏 15g，石菖蒲 15g，益智仁 15g，淫羊藿 15g，肉苁蓉 15g，豆蔻 10g，巴戟天30g，郁金 15g，远志 5g，大枣 15g，炙甘草 5g。14 剂，每 2日 1 剂，水煎，分早晚 2 次温服。

随访至 2019 年 11 月，患者症状未见进展。

按： 患者记忆力下降，反应迟钝，但自主生活能力尚可，考虑主要为脾气亏虚，气血生化无源，不能上荣于脑，神明失养所致。故用党参、茯苓、白术健脾益气，砂仁、法半夏豁痰开窍；虽然患者为青壮年，且痴呆程度不重，但因其痴呆由遗传因素导致，考虑为先天肾精不足，脑髓失养，故以山茱萸、何首乌、麦冬、五味子补肾养阴，红景天、丹参益气活血。二诊时再入巴戟天、淫羊藿温肾补阳，使阴阳互资，精髓化生。四诊时患者出现抑郁、淡漠等异常情绪表现，故用四逆散合甘麦大枣汤加减，疏肝理气，宁心安神。五诊时患者情绪改善，处方仍以健脾补肾为要，在初诊方基础上，加远志、石菖蒲益智豁痰开窍，巴戟天、淫羊藿、肉苁蓉、益智仁温肾壮阳，益智固精。

第十一节 坐骨神经痛病案

一、坐骨神经痛案一

宋某，女，60岁，2013年9月就诊。

主诉：左侧腰痛1年余。

初诊：患者左侧腰部伴大腿外侧脊髓根疼痛1年余，舌质淡红，苔薄黄，脉沉细。诊断为腰痛，证属寒湿袭络。治以祛风湿，补下元，止痹痛，方用独活寄生汤加减：独活15g，桑寄生15g，黄芪30g，当归15g，杜仲15g，淫羊藿15g，肉苁蓉20g，威灵仙15g，肿节风20g，徐长卿15g，砂仁5g，牛膝15g。14剂，水煎服，每日1剂。

二诊：患者服药1周后复诊，诉疼痛程度减轻，但肢体麻木明显，舌苔同前。患者疼痛日久，有正虚邪恋之弊。治以胜湿通络，益气通脉，补益肝肾。方用黄芪桂枝五物汤加减，处方：黄芪30g，桂枝10g，白芍20g，当归10g，淫羊藿15g，肉苁蓉20g，豨莶草15g，威灵仙15g，毛冬青30g，大枣15g，炙甘草5g。14剂，水煎服，每日1剂。

三诊：患者服药2周后复诊，诉疼痛减轻，守前方服药14剂。

　　按：《素问·痹论》曰"风寒湿三气杂至，合而为痹也"，外邪侵袭，内客经络故发痹痛。该案例中患者腰痛日久，伴大腿外侧疼痛，为寒湿袭络之证，治以散寒祛湿、通络止痛。考虑患者年已花甲，脉象沉细，兼有正气亏损、下元不足之患，故当兼顾正气。初诊时治以祛寒湿、止痹痛，方用独活寄生汤加减。方中独活祛风湿，除久痹；桑寄生、牛膝补肝肾，强筋骨；黄芪、当归补益气血，扶护正气；杜仲、淫羊藿、肉苁蓉补益下元；威灵仙、徐长卿、肿节风通络止痛；砂仁芳香化湿。初诊服药后疼痛缓解，出现下肢麻木为主的症状时亦可采用黄芪桂枝五物汤益气通阳。所谓"邪之所凑，其气必虚"，正气充足则邪气自除，故方用黄芪桂枝五物汤加减。方中黄芪补益气血；桂枝、白芍调和营卫；当归养血和营，活血通脉；淫羊藿、肉苁蓉补肾扶阳；豨莶草、威灵仙、毛冬青祛湿除痹，通络止痛；大枣、炙甘草调和诸药。三诊时效不更方，继续服药巩固疗效。

二、坐骨神经痛案二

　　刘某，女，45岁，2015年3月就诊。

　　主诉：右侧腰骶部疼痛2周。

　　初诊：患者于2周前无明确诱因出现腰骶部疼痛，以右侧为主，呈牵掣性疼痛，无向双下肢放射痛，行走稍乏力，偶有头晕，自觉步态不稳，呈阵发性，于外院行理疗按摩等治疗后未见明显好转，现为进一步诊治来诊。诊时症见神清，精神可，右侧腰骶部牵掣性疼痛，行走稍乏力，偶有头晕，自觉步态不稳，呈阵发性，纳可，眠可，二便调。舌红苔黄，脉滑。体格检查：腰4、5椎旁压痛明显，直腿抬高试验阴性，4字试验阴性。诊断为腰痛，证属寒湿痹阻。治以散寒祛湿，通络止痛，方用独活寄生汤加减：独活15g，桑寄生15g，黄芪45g，当归10g，淫羊藿15g，山茱萸20g，肿节风20g，徐长卿15g，威灵仙15g，白芍20g，细辛3g，怀牛膝15g，砂仁10g。7剂，水煎服，每日1剂。

二诊：1周后复诊，患者腰痛明显好转，嘱患者加强腰部功能锻炼。

按：本例患者为中年女性，以腰骶部疼痛就诊，考虑为腰椎退行性病变，腰椎间盘突出压迫神经根所致。属中医"腰痛"的范畴。黄培新教授认为，现代人体力劳动减少，久坐伤肾，致肾气亏虚，加之为追求美丽不避寒冷，穿衣露腰，夏季空调房中寒邪直接侵袭腰部，致局部气血阻滞，经络不通，发为腰痛。治疗上，宜标本兼治，祛寒通络的同时，注意补益脾肾，方选独活寄生汤加减。方中独活、桑寄生、细辛祛下焦寒邪，通络止痛；徐长卿、肿节风通络止痛；予当归、黄芪取代原方中四物汤、桂枝、茯苓补益气血，加淫羊藿、山茱萸、怀牛膝以补肾；补益药物易壅滞，加砂仁理气行气，使补而不滞。临证时疗效甚佳。

第十二节　喉痹病案

一、喉痹案一

王某，男，35岁，2015年10月就诊。

主诉：左侧咽喉部疼痛3年余。

初诊：患者3年前无明显诱因出现左侧咽喉部疼痛麻木，呈发作性刀割样剧烈疼痛，每因吞咽时诱发，发作持续约数秒，进食辛辣燥热食品后发作频率增加，以白天为主，夜间偶发，发作时伴有唾液分泌增多症状。患者曾就诊于某三甲医院，诊断为"舌咽神经痛"，予止痛及营养神经等对症处理，症状未见明显缓解，仍反复发作，故自行停药。此后患者间断于当地社区医院就诊，均以对症处理，症状稍缓解。为求进一步诊治来诊。就诊症见神清，精神疲倦，表情呆板，脾气暴躁，症状与前类似，无肌肉抽搐、皮肤发红等不适，口干口苦，纳寐一般，大便难，小便调，舌红，苔黄腻，脉弦细。平素嗜酒，饮酒10余年，每日饮白酒50~250g不等。诊为喉痹，证属血热生风，肝经湿热上扰，治以清热凉血泻火，祛风通络止痛。处方：牡丹皮10g，生地黄20g，生石膏30g（先煎），知母15g，炒黄柏

10g, 醋龟甲 20g（先煎），徐长卿 15g, 薏苡仁 30g, 肿节风 20g, 当归 10g, 天麻 10g, 全蝎 5g, 细辛 3g, 怀牛膝 15g。7 剂，水煎服，每日 1 剂。另予羚羊角滴丸，每次 10 丸，每日 3 次，口服；益脑安胶囊（院内制剂），每次 3 粒，每日 3 次，口服；新癀片，每次 2 片，每日 3 次，口服。

二诊： 服药后咽喉部疼痛较前减轻，发作频率降低，脾气暴躁，口干，稍口苦，纳眠改善，二便调，舌红，苔薄黄，脉弦细。处方：牡丹皮 10g, 生地黄 20g, 生石膏 30g（先煎），白芍 20g, 龙齿 30g（先煎），牡蛎 30g（先煎），徐长卿 15g, 肿节风 20g, 当归 10g, 天麻 10g, 全蝎 5g, 细辛 3g, 怀牛膝 15g。7 剂，水煎服，每日 1 剂。另予羚羊角口服液，每次 5mL, 每日 2 次，口服；益脑安胶囊（院内制剂），每次 3 粒，每日 3 次，口服；新癀片，每次 2 片，每日 3 次，口服。

三诊： 病史同前，现患者左侧咽喉部疼痛明显好转，电击样感觉次数明显减少，发作程度明显减轻，进食不易诱发，口干，无口苦，纳寐尚可，大便偏溏，每日 1 行，小便调，舌红，苔薄微黄，脉弦细。处方：茯苓 15g, 白术 15g, 党参 30g, 法半夏 15g, 天麻 15g, 当归 10g, 全蝎 5g, 龙齿 30g（先煎），牡蛎 30g（先煎），徐长卿 15g, 细辛 3g, 山茱萸 20g, 炙甘草 5g。7 剂，水煎服，每日 1 剂。另予羚羊角口服液，每次 5mL, 每日 2 次，口服；益脑安胶囊（院内制剂），每次 3 粒，每日 3 次，口服；新癀片，每次 2

片，每日 3 次，口服。

四诊：患者自诉近几日进食辛辣以及熬夜加班后，左侧咽喉部疼痛较前加重，发作频率亦增加，口干，稍口苦，寐较差，难入睡，纳可，二便调，舌红，苔少，黄腻，脉弦细。处方：熟地黄 20g，生地黄 20g，生石膏 30g（先煎），知母 15g，煅石膏 30g（先煎），炒黄柏 10g，生山茱萸 30g，徐长卿 15g，薏苡仁 30g，肿节风 20g，当归 10g，天麻 10g，全蝎 5g，细辛 3g，怀牛膝 15g。7 剂，水煎服，每日 1 剂。并嘱避免进食辛辣食品，规律作息，避免熬夜。另予羚羊角口服液，每次 5mL，每日 3 次，口服；益脑安胶囊（院内制剂），每次 3 粒，每日 3 次，口服；新癀片，每次 2 片，每日 3 次，口服；七叶神安片，每次 1 片，每日 2 次，口服。

五诊：现患者左侧咽喉部疼痛明显缓解，吞咽不易诱发，心情较前平和，无口干口苦，纳寐尚可，二便调，舌红，苔薄微黄，脉弦细。处方：茯苓 15g，白术 15g，党参 30g，法半夏 15g，天麻 15g，当归 10g，全蝎 5g，龙齿 30g（先煎），牡蛎 30g（先煎），徐长卿 15g，肉苁蓉 15g，山茱萸 20g，炙甘草 5g。7 剂，水煎服，每日 1 剂。另予羚羊角口服液，每次 5mL，每日 2 次，口服；益脑安胶囊（院内制剂），每次 2 片，每日 3 次，口服。

嘱服药后无特殊情况，可继续服用 1~2 个月巩固疗效。羚羊角口服液不做常规服用，如症状反复，伴有口干口苦时，可服用。

按：舌咽神经痛是一种临床较少见的脑神经功能紊乱疾病，表现为舌咽神经分布区的阵发性刀割样或放电样疼痛，多位于一侧的咽壁及舌根部，可伴有乳突、耳深部等位置的剧烈疼痛；进食、说话等可诱发疼痛，发作持续时间不等，发作频率变化也较大，通常西药治疗效果不佳。黄培新教授认为，舌咽神经与三叉神经皆属于颅神经中的混合神经，舌咽神经痛的中医病因病机和论治方法也与三叉神经痛类似，中医药治疗三叉神经痛有一定的优势。

舌咽神经痛属于中医学"喉痹"范畴，本病病因以风邪、风火多见，病久多兼痰、兼虚、兼瘀。黄培新教授认为，本例患者病史虽有3年，但临证大部分仍为实证表现，疼痛剧烈如刀割、脾气暴躁、口干口苦、大便硬结、舌红、苔黄腻，均为肝胆中焦郁热、风火上炎头面之象，虽有精神疲倦等气虚表现，但主要辨证以实为主。治以清热凉血泻火，祛风通络止痛。方中牡丹皮、生地黄清肝，凉血，泻火；生石膏、黄柏、知母清热，泻上中下三焦之火，除烦止渴；徐长卿、肿节风祛风胜湿；细辛、天麻、全蝎搜风通络止痛；苔腻表明湿邪较重，加薏苡仁健脾燥湿；当归、怀牛膝通络止痛，怀牛膝有引火下行之功，龟甲滋阴息风，有引阳入阴之功。加用中成药羚羊角滴丸清肝泻火，益脑安胶囊（院内制剂）搜风通络止痛，新癀片活血止痛。

二诊时，患者主要症状改善，湿热之象减轻，故去知母、黄柏、龟甲、牛膝、薏苡仁等清热祛湿、育阴引火之品；脾气仍旧暴躁，表明肝阳持续上亢，加龙齿、牡蛎、白芍增强平肝潜阳、养肝息风之力；白芷增强通络止痛之功；川芎活血通络止痛。配合前诊中成药继续服用。汤剂服药方法改为少量频服，一是让药物更多地接触疼痛部位，二是维持体内药物浓度，起到更好效果。

三诊时，患者诸症均明显改善，万病善后皆应固本，故应在原有祛湿通络、息风止痛基础上，注重健脾补肾，大便由硬结转为偏溏，考虑服用较多清热药，有碍脾之嫌，故更应健脾祛湿。故以四君子汤为基础方，加山茱萸以补脾益肾，加法半夏祛湿化痰，保留当归、细辛、全蝎、天麻、龙齿、牡蛎祛湿通络、息风止痛。继服中成药以收功。

四诊时，因进食辛辣以及熬夜后，诸症加重，体现了该病反复缠绵难愈的特征，符合湿邪致病特点。熬夜引起阴虚生热，故以初诊方药，去牡丹皮，以熟地黄易龟甲，加强滋阴除热之功，加煅石膏以清热收敛，加山茱萸以补益肝肾，中成药羚羊角口服液增至每天 3 次，增强清肝息风之力；因睡眠不佳，加七叶神安片养心安神，余不变。并嘱注意饮食习惯与作息规律。

五诊时，咽喉部疼痛明显缓解，热象消退，治疗同三诊，在祛湿通络、息风止痛基础上，健脾补肾，方于三诊基础上加肉苁蓉增强补益肝肾之功。

对于舌咽神经痛的论治，要抓住"风""湿"这两个主要致病因素，重用祛风胜湿、通络止痛之品，如徐长卿、肿节风、天麻、全蝎、细辛、当归，贯穿治疗始终，然后根据各个时期的证型转化和变化，辨证使用药物，秉承实则清泻、虚则补益的原则。后期临床症状缓解，应转为补益为主，祛邪为辅收功。

在治疗过程中，中成药的应用不可或缺，根据患者不同时期的变化，辨证辅以新癀片清热活血止痛，益脑安胶囊（院内制剂）祛风化痰通络，羚羊角滴丸平肝息风，七叶神安片益气安神，与汤剂相辅相成，共同取得良好效果。"三分治七分养"，中医尤其强调形成良好生活方式，注意清淡饮食、慎起居，畅情志，重视医患配合，才能取得更好的疗效。

二、喉痹案二

麦某，女，84 岁，2020 年 4 月就诊。

主诉：舌尖、上颚痛 1 年余。

初诊：舌尖、上颚痛 1 年余，胃纳一般，口干欲饮，寐差，二便调。舌尖暗红，苔微黄，脉弦细。诊断为喉痹，证属阴虚火旺，治以滋阴泻火，处方：玄参 20g，生地黄 20g，石膏 30g（先煎），麦冬 10g，淡竹叶 10g，肉桂 1.5g（焗服），黄连 5g，细辛 3g，白芍 20g，大枣 15g，炙甘草 5g。7 剂，水煎服，每日 1 剂。另予知柏地黄丸，每次 10 粒，每日 3 次，口服；新癀片，每次 2 片，每日 3 次，口服。

二诊：患者症状稍有好转，仍有舌尖、上颚痛。说明阴虚火旺未消，诊断、治法同前，处方在前方基础上去石膏，加牡蛎 30g（先煎）。14 剂，水煎服，每日 1 剂。

三诊：患者症状有所好转，仍有舌尖、上颚痛。说明阴虚火旺未消，诊断、治法同前，处方：牡丹皮 15g，栀子 15g，淡竹叶 10g，麦冬 10g，黄连 5g，石膏 30g（先煎），细辛 3g，白芷 15g，白芍 20g，肉桂 1.5g（焗服），薏苡仁 30g，大枣 15g，炙甘草 5g。14 剂，水煎服，每日 1 剂。另予知柏地黄丸，每次 8 粒，每日 2 次，口服；新癀片，每次 2 片，每日 3 次，口服。

四诊：患者药后症状有所好转。诊断、治法同前，处方：熟地黄 15g，生地黄 15g，石膏 15g（先煎），煅石膏 15g（先煎），盐黄柏 10g，知母 20g，牡丹皮 10g，生山茱萸 30g，泽泻 15g，细辛 3g，麦冬 10g，肉桂 1.5g（焗服），大枣 15g，炙甘草 5g。7 剂，水煎服，每日 1 剂。

五诊：患者药后症状较前改善。诊断、治法同前，处方：熟地黄 15g，生地黄 15g，石膏 15g，煅石膏 15g，玄参 20g，麦冬 15g，盐黄柏 10g，细辛 3g，蜂房 5g，延胡索 15g，大枣 15g，炙甘草 5g。10 剂，水煎服，每日 1 剂。

六诊：患者药后疼痛减轻，偶有舌尖疼痛，口干。诊断、治法同前，守前方继服 14 剂。另予复合维生素 B 片，每次 1 片，每日 2 次，口服。

按：《素问·至真要大论》曰："诸痛痒疮，皆属于心。"心属火，凡有痛甚者需考虑火热病机。该例患者舌尖、上颚痛 1 年余，兼有舌尖暗红、苔微黄、脉弦细，考虑为阴虚火旺、虚火上扰头面所致，治疗上以泻火育阴为大法。初诊时方中玄参清热凉血，滋阴泻火，解毒止痛；

生地黄清热凉血；石膏清气分热；麦冬、淡竹叶透热泻火；白芍敛阴，缓急止痛；细辛通窍止痛，虽性辛味温，但与大队寒凉药物配伍，制性存用，取其通窍之功；黄连、肉桂取交泰丸之意，交通心肾，引火归元；大枣、炙甘草调和诸药。二诊时患者症状好转，效不更方，加牡蛎增强敛阴潜阳之功；三诊时疼痛继续减轻，但余热未尽，故再加牡丹皮、栀子清利肝胆火热；白芷宣通清窍；薏苡仁消肿解毒。四诊继续以泻火育阴为法，侧重滋补元阴。加熟地黄滋阴益肾；黄柏、知母、泽泻清泄下焦邪热，泻火坚阴；山茱萸补益下元。五诊、六诊时症状已基本好转，守前法处方，加入蜂房、延胡索有针对性地加强止痛之功而取效。

第十三节　帕金森病案

一、帕金森案一

侯某，女，77 岁，2015 年 3 月就诊。

主诉：渐进性肢体震颤拘急 10 余年，加重伴吞咽困难 5 天。

刻诊：患者于 10 年前开始出现肢体震颤拘急，伴起步困难，摆臂减少，诊断为"帕金森病"，予西药及中药汤剂治疗后症状短期改善，但总体呈进行性加重。4 年前出现声音沙哑，并逐渐加重，治疗未见缓解。5 天前出现吞咽困难，不能进食，下肢乏力，行走困难，为进一步诊治来诊。诊时症见神清，精神疲倦，表情淡漠，四肢拘急乏力，语声低微，吞咽困难，纳寐差，小便失禁，大便秘结难解。查体欠合作，发音困难，饮水呛咳，四肢肌张力增高，双上肢肌力 3 级，双下肢肌力 2 级。舌淡暗，苔白，脉弦细。既往多发性脑梗死、脑动脉硬化、肝囊肿病史。诊为颤证，证属气虚痰浊阻窍，治以健脾益气，涤痰开窍，佐以行气宽肠通便。处方：茯苓 15g，白术 30g，党参 30g，法半夏 15g，沉香 5g（后下），枳实 10g，厚朴 15g，火麻仁 30g，砂仁10g（后下）。7剂，水煎服，每日1剂。

1周后电话随访，患者语声较前有力，大便通畅。

按： 帕金森病以肢体震颤、肌强直、运动减少等运动症状为主症，中医对其治疗多从肝风论治。在本案中，黄培新教授论治和遣方用药的重点在于治疗帕金森病的伴随症状、非运动症状。该患者除肢体震颤外，还有声音沙哑、发音困难、吞咽困难，为延髓麻痹的表现。黄培新教授认为，延髓麻痹的中医病机为痰瘀胶结内阻，因气滞血瘀，脉道不利，日久蕴湿生痰，痰浊阻窍，舌窍失养，致患者出现构音不清、吞咽困难等。

另一方面，帕金森病也容易出现下肢乏力、行走困难、运动减少等运动症状和功能性便秘的非运动症状，黄培新教授认为以上症状病机为中气不足，气血亏虚。帕金森病多因肝风内动，木盛乘土，土气不旺，脾失运化，气血生化无源，四肢失养，行动无力，患者的随意运动减弱，行动乏力迟缓；中州不振，脾病则运化失司，清气不升，浊气不降，或推动无力，糟粕失导，大便难解。帕金森病以肝风内动为主要病机，本案患者伴有延髓麻痹、运动减少、功能性便秘等症状，是脾胃虚弱、气滞痰阻的表现。

对于帕金森病的伴随症状和非运动症状，黄培新教授认为应该重视从脾胃论治，补益中焦，行气化浊，可以补中益气汤、四君子汤、六君子汤等为基础方。以茯苓、白术、党参等药物扶中补气，使生化有源，气血通行，肌肉得濡；半夏、沉香、砂仁理气化湿，助脾运化痰浊之邪；

枳实、厚朴行气通积，化浊除痰，通腑排便；火麻仁润肠通便。诸药合用，能够健脾补中，豁痰化浊，行气通便，对于治疗帕金森病伴随症状有良好功效。

二、帕金森案二

施某，男，65岁，2018年12月就诊。

主诉：运动迟缓、双上肢震颤1年余。

初诊：患者诉1年前骑自行车跌倒后出现运动迟缓、表情减少、双上肢震颤症状，四肢肌张力增高，以左侧为主，经治疗震颤较前好转，反应较前灵敏，无恶心呕吐，胸部疼痛不适。影像学检查见顶枕叶可见少许硬膜下积液，脑萎缩，脑白质疏松。大便每日1次，小便调，无口干口苦，无双下肢浮肿，舌质淡暗，苔薄白，脉沉细。既往高血压病病史。诊为颤证，证属气虚血瘀，治以益气化瘀通络。处方：黄芪45g，赤芍15g，毛冬青30g，天麻15g，川芎15g，豨莶草15g，威灵仙15g，葛根30g，盐山茱萸30g，木瓜15g，秦艽15g，豆蔻10g，牛膝15g，牡蛎30g（先煎）。7剂，水煎服，每日1剂。另予羚羊角口服液，每次5ml，每日1次，口服；复方北芪口服液（院内制剂），每次2支，每日1次，口服；盐酸普拉克索片（森福罗），每次0.25mg，每日1次，口服。

二诊：患者诉服完7剂后，震颤较前好转，反应较前灵敏，出现腰腿部疼痛不适，舌淡暗，苔薄白，脉细滑。患者腰腿部疼痛不适，诊为颤证，证属脾肾两虚，予健脾补肾。中成药处方同前，中药处方：独活 15g，桑寄生 15g，当归 15g，杜仲 15g，黄芪 45g，威灵 15g，秦艽 15g，豨莶草 15g，徐长卿 15g，白芍 20g，肿节风 20g，牛膝 15g，豆蔻 5g（后下）。14 剂，水煎服，每日 1 剂。

三诊：患者诉服完 14 剂后，震颤较前好转，反应较前灵敏，腰腿部疼痛症状缓解不明显，舌淡暗，苔薄白，脉细滑。患者脾肾两亏，予健脾补肾，在前方基础上减羚羊角口服液，并予中药处方：茯苓 15g，白术 15g，法半夏 15g，石菖蒲 15g，党参 30g，杜仲 15g，益智仁 15g，天麻 15g，火麻仁 30g，葛根 30g，淫羊藿 15g，牛膝 15g，木瓜 15g。7 剂，水煎服，每日 1 剂。

按：静止性震颤、肌强直、运动迟缓及姿势平衡障碍是帕金森病常见的运动症状，临床上多应用多巴胺受体激动剂治疗，但其有较多不良反应。《素问》提出"脾主身之肌肉"，即四肢肌肉赖于脾胃滋养，脾气充足，水谷精微生化有源，则四肢肌肉得以充养；脾气亏虚，气血生化乏源，肌肉失于濡养，则见肢体无力、运动迟缓等症。黄培新教授认为，脾气亏虚、中气不足是帕金森病患者出现运动迟缓、肌肉僵直及平衡障碍的主要原因，治疗应以健脾益气、补益气血为本。此外，患者具有肌张力增高、肌肉僵直症状，符合中医学"拘证"的临床特点，应结合"拘证"的诊疗思路。本例患者的症状为典型的帕金森病运动症状，治宜益气健脾，活血通络。初诊时，重用黄芪为君，意在补气健脾，并辅以豆蔻化湿行气健脾；肌肉失养，久而不用，故用赤芍、川芎、牛膝活血化瘀，并配以毛冬青、威灵仙、木瓜、葛根、秦艽等药增强通络之力，使筋骨肌肉得以充养。

药后患者肢体症状明显减轻，继之出现腰腿部不适。黄培新教授认为此乃颤证日久不愈，累及肝肾，耗伤气血所致，气血运行不畅，故见腰膝疼痛，治宜扶正与祛邪兼顾。处方以独活寄生汤化裁，既能祛湿止痛，又可健脾益气，补益肝肾。急则治其标，缓则治其本，三诊时在四君子汤基础上配以补肝肾、通经络之药，加强益气健脾之效。

三、帕金森案三

邹某，女，63岁，2019年6月就诊。

主诉：双下肢乏力1年余。

初诊：患者诉双下肢乏力，伴反复发作性头痛，无震颤，面部表情减少，行走呈慌张步态，大便秘结，需开塞露辅助，舌边尖红，苔微浊，脉沉细。既往有高血压病、甲状腺结节切除术病史。诊为颤病，证属中气不足，治以补中益气。处方：黄芪45g，白术30g，升麻10g，柴胡10g，陈皮10g，党参30g，肉苁蓉20g，当归10g，厚朴15g，牛膝15g，火麻仁30g，黄连5g，肉桂1.5g（焗服）。7剂，水煎服，每日1剂。配合服用复方北芪口服液（院内制剂），每次1支，每日3次。

二诊：患者诉服完7剂后，下肢乏力感缓解，但头晕目眩，大便仍需开塞露辅助，走路不稳，转弯时头晕加重，汗出较多，舌边尖红，苔薄黄，脉弦。治法同前，在前方基础上，加乌灵胶囊，增强补肾养心。处方：黄芪30g，白术30g，砂仁10g（后下），升麻10g，柴胡10g，当归10g，党参30g，玄参20g，麦冬15g，生地黄20g，黄连10g，肉桂1.5g（焗服）。7剂，水煎服，每日1剂。

按：本例患者没有震颤、肌强直等帕金森病典型症状，而是以下肢乏力、步态障碍、大便秘结等非运动症状为主症，尤以便秘较为突出。黄培新教授认为，帕金森病患者由于运动减少等原因导致胃肠蠕动减慢，或帕金森病本身引起的盆底肌失弛缓导致便秘。肾主骨生髓，为先天之本；脾为气血生化之源，属后天之本。脾胃虚弱，气血生化乏源，脾运无力，肠道失司，则发为便秘。因此，本已虚，不能妄用下法，应以补益肝、脾、肾为主，健脾益气，寓泻于补，使肠腑通利，故处方以补中益气汤，加肉苁蓉、火麻仁等药补肝肾、通肠腑，共奏益气健脾之效，使肌肉得养、肠腑得通。

第十四节　内科瘤病案

一、内科瘤案一

符某，男，66岁，2018年8月就诊。

主诉： 胶质母细胞瘤术后1个月余。

刻诊： 患者于2018年7月发现右侧额颞部占位性病变，遂至中山大学肿瘤防治中心就诊，诊断为右侧额颞岛叶胶质母细胞瘤，并于7月30日行手术治疗。现于外院行放疗。现患者左侧肢体乏力，言语不清，不能对答，可简单应答，无头晕头痛，无恶心呕吐，少许口干，无口苦，纳一般，眠可，二便尚可。舌淡红，苔薄白，脉细。诊断为内科瘤病，证属阴虚证，治以养阴生津。处方：黄芪45g，制何首乌20g，黄精30g，盐山茱萸30g，醋龟甲20g（先煎），白芍20g，浙贝母20g，白芷15g，生地黄20g，肿节风20g，玄参20g，牡蛎30g（先煎），豆蔻10g，大枣10g，炙甘草10g。7剂，水煎服，每日1剂。

按： 胶质母细胞瘤是星形细胞肿瘤中恶性程度最高的胶质瘤，发病率占所有原发性脑肿瘤的52%和颅内肿瘤的20%，目前主要治疗手段是手术切除结合放化疗。在保留神经功能的前提下，行最大范围的手术切除。该患者已行手术治疗，术后复查颅脑 MRI，见边缘局部残留。因其原病灶位于右侧额颞叶，边缘靠近功能区，故见言语不清、左侧肢体乏力。黄培新教授认为此类放疗后患者常见阴虚燥热之象，故治疗上拟方应养阴清热，切不可温燥补虚太过。黄培新教授临床常用生地黄、黄精、龟甲等滋补之药。生地黄清热凉血，养阴生津；黄精健脾补气，同时亦可养阴；龟甲滋阴潜阳，益肾强骨。放化疗后患者因骨髓抑制，免疫力低下，从中医角度来说为正气亏虚，故外邪易侵，可加用补气药。

针对该患者，黄培新教授运用黄芪益气固表，补益脾气，助脾气升发，运化水谷精微滋润机体；制何首乌补益精血，加之醋龟甲、山茱萸，滋阴潜阳，补益肝肾；黄精健脾补气，养阴；生地黄养阴生津；白芍养血敛阴；浙贝母、白芷解毒散结消肿；玄参滋阴降火，解毒散结；牡蛎敛阴潜阳，化痰软坚；肿节风祛风通络，活血散结；豆蔻、大枣补脾和胃，行气温中；加炙甘草，调和诸药。

二、内科瘤案二

邱某，女，66 岁，2017 年 6 月就诊。

主诉：右侧肢体麻木伴视物模糊 3 个月余。

初诊：患者于 2017 年 3 月开始出现右侧肢体麻木伴视物模糊，于 2017 年 4 月 11 日至外院就诊，查颅脑 MRI 提示脑桥占位，海绵状血管瘤并亚急性出血。予营养神经，改善循环等治疗后，症状缓解不明显，遂求中医诊治。刻诊：右侧肢体麻木伴视物模糊，时有头晕。舌暗，苔薄，脉滑。诊为内科瘤病，证属风痰瘀血痹阻脉络。风痰上扰，血菀于上，痰瘀闭阻脑窍，清阳不升故时有头晕、视物模糊；痰瘀闭阻脉络，故见肢体麻木、脉滑。治以益气涤痰，活血化瘀，息风镇潜，以黄芪桂枝五物汤合桂枝甘草龙骨牡蛎汤加减。处方：黄芪45g，桂枝15g，白芍30g，当归10g，威灵仙15g，豨莶草15g，葛根30g，白芷15g，龙骨30g（先煎），牡蛎30g（先煎），天麻15g，大枣15g，炙甘草5g。7剂，水煎服，每日1剂。

二诊：患者诉服完7剂后，麻木及头晕症状较前稍缓解，上方继服7剂。

三诊：麻木症状减轻，但自觉头晕较前频繁，纳可。舌暗，苔薄，脉细滑。考虑为脾气虚弱，失其健运，痰浊内生，治以益气健脾化痰。以四君子汤合半夏白术天麻汤加减，处方：茯苓15g，白术15g，党参30g，法半夏15g，石菖蒲15g，天麻15g，葛根30g，白芷15g，盐山茱萸30g，石斛10g，砂仁5g（后下），大枣15g，炙甘草5g。7剂，水煎服，每日1剂。

四诊：头晕缓解，余症同前。2017年8月8日复查颅脑磁共振提示：脑桥异常信号影，结合病史，符合海绵状血管瘤并亚急性出血，周围少许含铁血黄素沉积。患者病情稳定，治疗加强活血化痰。处方：黄芪45g，赤芍15g，川芎15g，毛冬青30g，天麻15g，石菖蒲15g，法半夏15g，浙贝母 20g，三七 5g。7 剂，水煎服，每日 1 剂。

五诊：近期自觉视物欠清，口干。舌暗，苔薄，脉细滑。调整方药，上方去浙贝母，加石斛 15g，盐山茱萸 20g，薏仁 15g，菊花 20g，砂仁 5g（后下），盐牛膝 15g。14 剂，水煎服，每日 1 剂。

六诊：仍有视物模糊。舌暗苔薄白脉细滑。考虑风痰瘀血为标，肝肾不足为本。故调整方药如下：天麻 15g，钩藤 15g，白芍 20g，墨旱莲 15g，生地黄 20g，菊花 20g，石决明 30g（先煎），浙贝母 20g，杜仲 15g，女贞子 15g，砂仁 10g（后下），牛膝 15g。7 剂，水煎服，每日 1 剂。

七诊：症状略有改善。上方加益母草 15g。7 剂，水煎服，每日 1 剂。

八诊：视物模糊减轻，近日出现右上肢上举抬肩时疼痛不适，夜间少许发热感、肢麻感。舌暗，苔薄白，脉滑。考虑乃久病阴分伏热，予青蒿鳖甲汤加减。处方：青蒿 15g，醋鳖甲 30g（先煎），知母 20g，生地黄 20g，牡丹皮 10g，地骨皮 20g，豨莶草 15g，威灵仙 15g，秦艽 15g，广藿香 15g，大枣 15g，炙甘草 10g，细辛 3g。7 剂，水煎服，每日 1 剂。

九诊：服药后右上肢上举抬肩时疼痛症状缓解，但仍有少许麻木，口干，舌边尖红，微黄苔，脉滑。阴虚有热之象渐显，治以清热凉血，活血化瘀为法，处方：牡丹皮 15g，栀子 15g，柴胡 15g，法半夏 15g，黄芩 15g，蔓荆子 15g，藁本 15g，葛根 30g，白芷 15g，白芍 20g，玉竹 20g，毛冬青 30g，益母草 15g，大枣 15g，炙甘草 5g。7 剂，水煎服，每日 1 剂。

十诊：症状平稳，舌红苔少，脉细滑。上方去柴胡、法半夏、黄芩、蔓荆子、藁本、玉竹、毛冬青、益母草、大枣，加醋龟甲 20g（先煎），石决明 30g（先煎），石斛 15g，麦冬 10g，浙贝母 20g。14 剂，水煎服，每日 1 剂。

十一诊：症状平稳。3 月 8 日复查颅脑磁共振：脑桥后部异常信号，考虑海绵状血管瘤并陈旧性出血改变，第四脑室前缘轻度受压。双侧额顶叶多发缺血梗死灶，未见急性梗死。病灶较前缩小，未见再出血，可继续用活血化瘀之法。处方：水牛角 20g（先煎），钩藤 15g，白芍 20g，墨旱莲 15g，女贞子 15g，盐山茱萸 20g，醋龟甲 20g，白茅根 15g，益母草 15g，杜仲 15g，豆蔻 10g，牛膝 15g。14 剂，水煎服，每日 1 剂。

十二诊：双侧颞部头痛，以跳痛为主，右侧肢体麻木及视物模糊症状基本同前，进食寒凉之物后症状加重，少许口干，舌淡红，苔薄白，脉沉细。处方：黄芪 45g，桂枝 10g，白芍 20g，天麻 15g，威灵仙 15g，豨莶草 15g，葛根 30g，白芷 15g，龙骨 30g（先煎），牡蛎 30g（先煎），姜黄 15g，大枣 10g，炙甘草 5g。7 剂，水煎服，每日 1 剂。

十三诊：头痛、肢麻缓解，仍有少许视物模糊，舌边尖红，苔薄白，脉细滑。处方：牡丹皮 10g，栀子 10g，柴胡 10g，生地黄 20g，醋龟甲 20g（先煎），牡蛎 30g（先煎），盐山茱萸 20g，益母草 10g，白芍 20g，天麻 10g，葛根 30g, 大枣 15g, 炙甘草 5g。14 剂, 水煎服, 每日 1 剂。药后症状平稳, 间断于门诊服用中药调理。

按: 颅内海绵状血管瘤是发生于中枢神经系统、由众多薄壁血管组成的异常海绵状血管团, 是常见的脑血管疾病, 多见于 30 岁以下男性和 30~60 岁女性, 女性发病明显多于男性。最常见的临床表现包括癫痫发作、颅内出血和局灶性神经功能缺损, 研究表明位于脑干的血管瘤并发颅内出血率较高。治疗主要包括外科手术和药物保守治疗。中医学中, 颅内海绵状血管瘤属 "内科瘤病" 之范畴, 亦称之为 "血瘤"。《巢氏病源》《外科正宗》等古籍对其症状、病因均有描述, 认为血瘤系 "血热沸腾, 加以外邪而成"; 有医家认为, 单用凉血清热法疗效不显, 乃因气不帅血, 血行失常, 加上阴虚血热, 瘀毒攻发而成, 治当以益气、养阴、凉血、攻毒为法。黄培新教授认为, 该病病机虽然复杂, 但总不离 "痰瘀", 气血纵横、凝聚成形, 痰瘀互结, 形成血管瘤。治疗以益气活血、化瘀涤痰为大法, 但临床辨证症状繁多, 可同时出现瘀、痰、热、虚等证, 需灵活辨证用药, 药随证转, 据主证选方。本案患者因肢体麻木伴头晕来诊, 肢体麻木不仁为痰瘀所致, 故以黄芪桂枝五物汤为基础方益气通阳, 和血通脉, 加威灵仙、豨莶草等善走肢体经络之药缓解肢体麻木症状; 头晕则以桂枝甘草龙骨牡蛎汤潜阳, 白芷、天麻化痰, 并佐以葛根升清阳, 大枣固中。三诊时, 患者仍见头晕, 考虑为脾气虚弱, 失其健运, 痰浊内生, 当固护中气, 以四君子汤加减。

半夏、白术、天麻取半夏白术天麻汤之意健脾渗湿化痰，患者脉细，恐有阴伤之弊，加盐山茱萸、石斛等收敛养阴之品。四诊之时，患者头晕症状已缓解，复查头颅磁共振未再见出血情况，周围可见少许含铁血黄素沉积。此时主要症状已缓解，化瘀是关键。从西医角度讲，化瘀即缩小瘤体、减轻血肿，是减轻压迫的关键，故以赤芍、川芎、毛冬青、三七加强活血化瘀之功，加黄芪行气以行血；痰瘀互结，故以半夏、石菖蒲、浙贝母化痰。五诊，患者诉视物模糊不适，加牛膝补肝肾，薤仁、菊花明目，石斛、山茱萸养阴。后诊患者仍有视物模糊，辨其风痰瘀血为标，肝肾不足为本，以天麻、钩藤、石决明祛风降逆，生地黄、牛膝、杜仲活血补肝肾，二至丸加强滋阴补肝肾之力，菊花明目，白芍养阴柔肝，砂仁助运化。八诊，考虑病机为久病阴分伏热，予青蒿鳖甲汤加减，酌加活血通络之品。九诊，阴虚有热之象渐显，治以清热凉血，活血化瘀，牡丹皮、栀子凉血，柴胡、葛根、毛冬青清热活血，清热则恐伤阴，故适加养阴敛阴之品。发病将近1年再次复查颅脑磁共振，见病灶已较前缩小，亦未再见出血，故可继续用活血化瘀之法，佐以补益肝肾。后期患者肢体麻木、视物模糊症状偶有反复，则前方适当调整即可。病程日久，可致阴液不足，故治疗中要随时注意滋阴；加之患者年过六旬，脏腑之气渐衰，久病肝脾肾之气不足，兼顾健脾运脾，补益肝肾。祛邪亦要扶正，则患者安矣。

纵观此案，患者起病后于外院行西医治疗，症状缓解不明显，且患者年纪偏大，瘤体位于脑干部位，合并出血，长期随诊长达 1 年余，症状颇多。经过不断调整方药，多次复查磁共振见病情稳定，未见新发出血，症状亦逐步缓解。对于此类脑海绵状血管瘤合并出血的患者，黄培新教授紧抓"痰瘀"之病机，临证用药灵活，急则治标，缓则治本，标本兼顾，祛邪不忘扶正。黄培新教授每次出诊，都耐心嘱托患者放宽心态，莫要忧心过多，此仁心医术值得我辈效仿。

第十五节　其他脑血管病案

一、脑鸣案一

龚某，女，64 岁，2017 年 9 月就诊。

主诉：脑鸣 1 年余。

初诊：患者诉自觉脑鸣，似雷声、蝉鸣等，由左侧发展至全头，时有头顶疼痛，近半年记忆力下降。颅脑 MRI 及 MRA 示双侧额顶叶皮层下、放射冠、半卵圆中心区、基底节区多发腔隙性梗死及缺血灶；双侧脑室周围缺血性改变；脑萎缩；脑动脉硬化；双侧大脑后动脉起源于颈内动脉 C1 段。舌质淡，苔薄，脉沉细。诊为脑鸣，证属气血不足，治以补气养血。处方：茯苓 15g，白术 15g，法半夏 15g，石菖蒲 15g，党参 30g，葛根 30g，白芷 15g，天麻 15g，白芍 20g，龙骨 30g（先煎），牡蛎 30g（先煎），玉竹 20g，炙甘草 5g，大枣 15g。7 剂，水煎服，每日 1 剂。另予银杏酮酯滴丸，每次 4 丸，每日 2 次，口服；丹田降脂丸，每次 1g，每日 2 次，口服；晕乃停口服液（院内制剂）每次 2 支，每日 3 次，口服。

二诊：患者诉服完 7 剂后，自觉脑鸣较前稍好转，双颞侧仍有鸣响，时有颠顶疼痛，脑干听觉诱发电位提示"双侧主观听阈异常；双侧听神经颅外段损害，左侧为重"。大便尚可，舌质淡，苔薄，脉沉细。患者脑鸣症状好转，继予补气健脾，中药处方在前方基础上减白芍、龙骨、牡蛎、玉竹，加豆蔻 10g，藿香 15g，辛夷 15g，苍耳子 10g。7 剂，水煎服，每日 1 剂。

按： 脑鸣是一种患者自觉脑部鸣响的症状，其声音或如蝉鸣，或如蚁蛙声，严重影响患者的日常生活。脑鸣又称为"天白蚁"，最早见于《医学纲目》"头内如虫蛙响，名天白蚁"。该病多见于中老年人，病位在脑，多因肾精亏虚，或气血不足，而致髓海失养，脑髓空虚。本例患者为老年女性，脑鸣日久，迁延难愈，加之脉象沉细，黄培新教授考虑病机为气血不足，治以益气健脾。方中茯苓、白术、党参、炙甘草、大枣益气健脾养血；脾虚日久，易蕴湿生痰，故臣以法半夏、石菖蒲化痰开窍；年老之人，阴气自半，该病多于夜深人静时发作，以龙骨、牡蛎、玉竹、白芍养阴敛阴；患者伴有颠顶疼痛，故配以葛根、白芷、天麻疏风止痛。全方共奏补气、养血、化痰、养阴、止痛之效。

脑鸣患者多伴有头痛症状，然头痛病机复杂，临证多根据其病位、疼痛性质等辨证施治。该例患者头痛时有发作，痛势绵绵，以颠顶为主。黄培新教授认为由脾胃气虚日久，湿浊内停所致，故加豆蔻、藿香和胃化湿，配以辛夷、苍耳子散寒祛风止痛。

二、脑鸣案二

杨某，男，63岁，2019年8月就诊。

主诉：脑鸣1年余。

刻诊：患者1年前出现脑鸣，自觉声音频率较高，持续无间断，夜间手心发热，无精神情绪异常，舌边尖红，苔白厚，脉弦细。2019年8月颅脑MRI示：右侧大脑前动脉A1段狭窄。诊断为脑鸣，证属肝肾阴虚，风阳上扰。治以健脾补肾，息风潜阳。处方：天麻15g，钩藤15g，白芍20g，菊花20g，茵陈15g，生地黄20g，牡蛎30g（先煎），龙骨30g（先煎），砂仁10g（后下），浙贝母20g，白芷15g，牛膝15g，葛根30g。7剂，水煎服，每日1剂。另予养血清脑颗粒，每次1袋，每日3次，口服。

按：《黄帝内经》提出"脑为髓之海"及"肾主骨生髓"的理论，若肾中精气不足，脑髓生化乏源，无以充养于脑，而致髓海空虚，清窍失养。《灵枢·海论》云："髓海不足，则脑转耳鸣……"可见脑鸣的发生与肾精亏虚有关。黄培新教授认为，本例患者脑鸣持续发作，且夜间手心发热，舌边尖红，脉弦细，主要病机为肝肾阴虚。肝藏血、肾藏精，肝与肾精血同源，阴阳互相协调平衡，故肝肾阴虚可导致脑鸣。方中天麻、钩藤平肝息风；龙骨、牡蛎平肝潜阳，重镇安神，与君药合用，加强平肝息风之力；牛膝引血下行，并能活血利水；菊花、茵陈清肝降火，以折其亢阳；白芍、生地黄滋阴敛阴；白芷、葛根升清祛风，使头窍清明，砂仁和中护胃。